Las Cadenas Miofasciales

El método para tratar y prevenir el origen del dolor

Fernando Queipo

ISBN-13: 978-84-09-03399-7

Asesoramiento y metodología:
Alex Mediano (Lioc Editorial)

Corrección de textos, estilo y diseño portada:
www.lioceditorial.com

Web: https://www.kinesica.net/
Mail: info@kinesica.net

Youtube:
https://www.youtube.com/user/canalkinesica?sub_confirmation=1

Facebook:
Kinesica: https://www.facebook.com/KinesicaF/?ref=br_rs
Autor: https://www.facebook.com/fernando.queipo.75

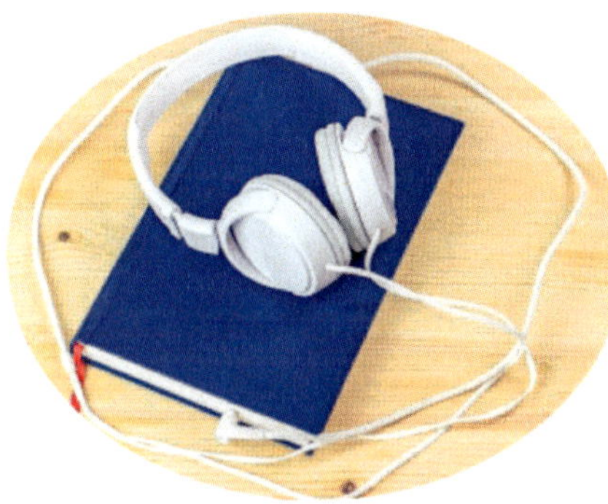

Puedes descargar la Audio Guía del libro,

leído por el autor, en la última página.

Totalmente gratis

Índice

Prólogo

Querido lector,

Este es un libro escrito y diseñado por y para terapeutas del movimiento como tú. Si eres fisioterapeuta, osteópata, kinesiólogo o bien trabajas en cualquier rama que integre y persiga la salud corporal, acabas de adquirir una herramienta muy poderosa con la que optimizar tu técnica y cambiar por completo la forma de trabajar con tus pacientes.

Todos compartimos la misma meta como profesionales: deseamos formarnos, aprender y crecer para ayudar de la manera más efectiva posible a la persona que recurre a nuestra clínica. Aliviarle el dolor es siempre nuestra prioridad.

Tal es así que, a veces, esa necesidad puede interponerse en nuestra tarea, que no solo debería basarse en el alivio instantáneo de la sintomatología, sino ambicionar a la recuperación completa, preventiva y prolongada del paciente. La urgencia por tratar el síntoma es el gran quebradero de cabeza del fisioterapeuta y muchas veces es también su talón de Aquiles.

Sin embargo, una vez te aventures a leer este libro, descubrirás que enfocarse en el síntoma no es la única vía de tratamiento y que, desde luego, no es la más efectiva. Durante los próximos capítulos, Fernando Queipo, fisioterapeuta, kinesiólogo y autor, despliega un método propio que supone una alternativa a la lógica sintomática y, en su lugar, tiene como meta llegar al origen mecánico de la patología.

El Método Cadenas Miofasciales®es una metodología integradora que ha sido diseñada tras años de formación, investigación y de tratamiento con los miles de pacientes que han pasado por sus clínicas. Es una alternativa terapéutica a la forma de trabajar más tradicional y agresiva de la fisioterapia. Su efectividad ha sido probada y alabada por más de 3.000 alumnos profesionales del sector, quienes ya han comprobado los beneficios que conlleva utilizar este nuevo enfoque con sus pacientes.

Integrar este método te supondrá, querido lector, un camino de aprendizaje y de desaprendizaje a la vez. En estas páginas se te ofrece una nueva forma de trabajar, que integra múltiples técnicas y se rige por el concepto de globalidad corporal, partiendo de la noción y del conocimiento íntegro de las cadenas miofasciales.

Su máxima afirma que el dolor nunca se encontrará en el mismo lugar que la causa y que, por lo tanto, para lograr un tratamiento efectivo hay que evitar a toda costa enfocarse solamente en la patología. Desafiando las concepciones de la lógica sintomatológica más tradicional, Fernando Queipo nos dice que debemos rastrear el origen "real" de las dolencias del paciente. Nuestra labor como profesionales consistiría, pues, en un tratamiento preventivo y terapéutico de la causa, en lugar de centrarnos meramente en las consecuencias de esta.

Cada capítulo del libro contiene principios teóricos y técnicos del método, empezando por unas bases bien argumentadas y terminando con ejemplos prácticos de casos reales, a los que tú también podrías hacer frente en tu día a día en la clínica.

Paso a paso, se te irá introduciendo en esta nueva concepción del cuerpo humano y a una comprensión global de su funcionamiento. El libro te ofrece una serie de herramientas con las que completar un proceso diagnóstico coherente, consciente y certero de acuerdo con cada caso, respetando las necesidades concretas de tu paciente. Además te ilustrará en detalle sobre técnicas manuales y correctivas a seguir, de forma que serás completamente capaz de aplicarlas y comprobar su eficacia por ti mismo.

La orquestación del método completo se despliega en 13 capítulos de manera progresiva y detallada, explicando la lógica del modelo de salud biomecánico y trabajando desde las cadenas miofasciales. Poco a poco irás comprobando las implicaciones de un abordaje a las dolencias desde la perspectiva causal, la cual ha dado y sigue dando resultados sorprendentes en patologías de todo tipo.

Esta lectura, pues, supone ir un paso más allá como experto del movimiento y la salud. Si estás dispuesto a ampliar horizontes hacia una concepción distinta y más efectiva, te tomaremos de la mano y te guiaremos durante todo este viaje de aprendizaje, que abrirá las puertas a nuevas formas de tratamiento y, en especial, te hará crecer como profesional de formas que ahora todavía no te imaginas.

Algunos testimonios profesionales que utilizan este método

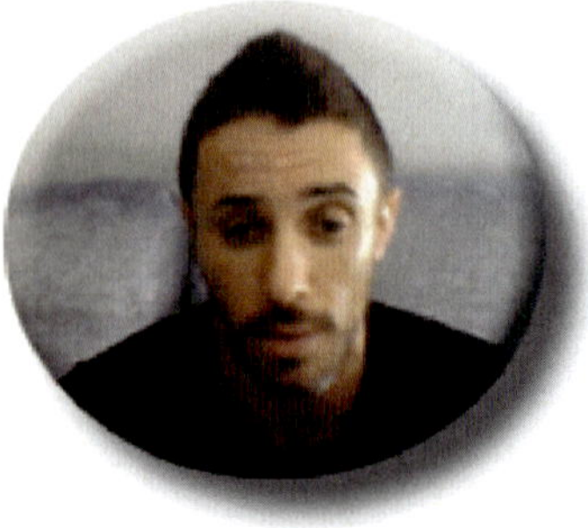

Andrés Pozuelo Arquibau
Fisioterapeuta (alumno)

El Método Cadenas Miofasciales® destaca por ser una de las herramientas más válidas para poder trabajar en el día a día clínico. Le saqué mucho partido a la formación, que se convirtió en una herramienta muy poderosa dentro del amplio abanico de tratamientos que puede aplicar un terapeuta que está o continúa formándose.

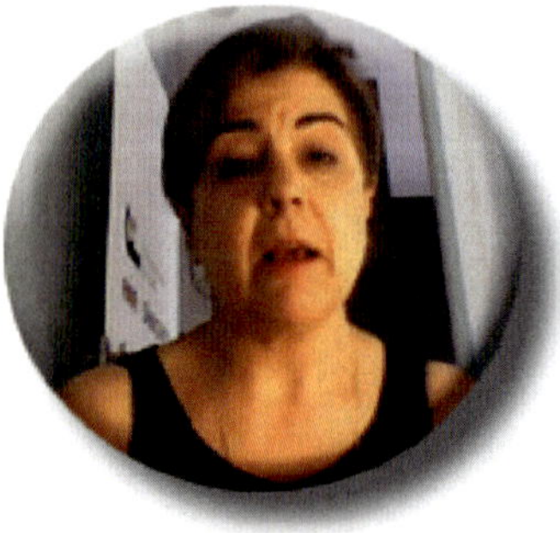

Ana Sánchez Sánchez
Fisioterapeuta
(alumna)

Lo que me llevó a hacer este curso fue mi interés por tratar al paciente desde la globalidad. Las lecciones de Fernando y su equipo me han aportado mucho, tanto en fisioterapia como en mis clases de pilates. Te introducen a una nue

forma de ver el cuerpo y, desde este nuevo enfoque, puedes localizar dónde está el problema real del paciente. Es decir, te enseñan a diagnosticar.

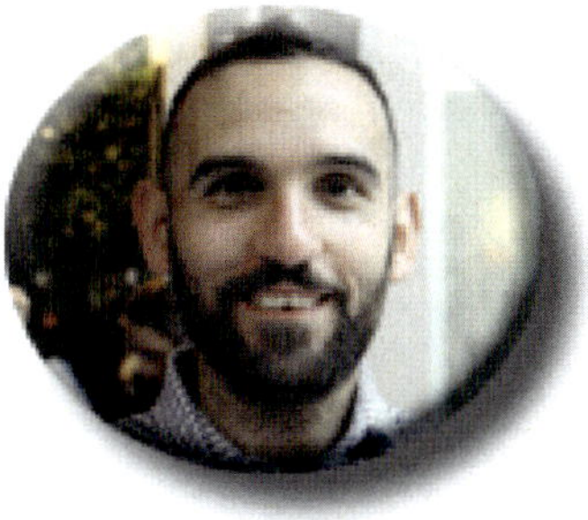

Antonio Valenzuela Canovaca
Fisioterapeuta
(alumno)

Agradezco especialmente haber aprendido a tratar al paciente de una forma mucho más productiva. El origen causal del problema se convirtió en una brújula a la hora de trabajar, y ese es uno de los mayores beneficios que me ha aportado esta formación.

Ofrece un tratamiento claro y unas técnicas precisas. No se trata de una técnica abstracta, sino de conocimiento puro y duro aplicable en tu práctica clínica diaria. Es, sin duda alguna, un curso recomendable al 100 %.

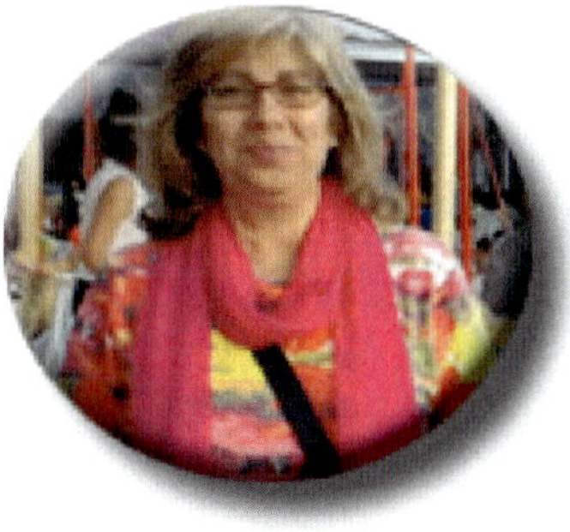

María Antonia Zamora
Paciente

Llegué a Osteofiso después de un año sufriendo una tendinitis en el dedo pulgar de la mano derecha y noté mejoría desde el primer momento. Después de varias sesiones el problema se había solucionado. Estoy contenta y les recomiendo a todos los que me preguntan sin dudar.

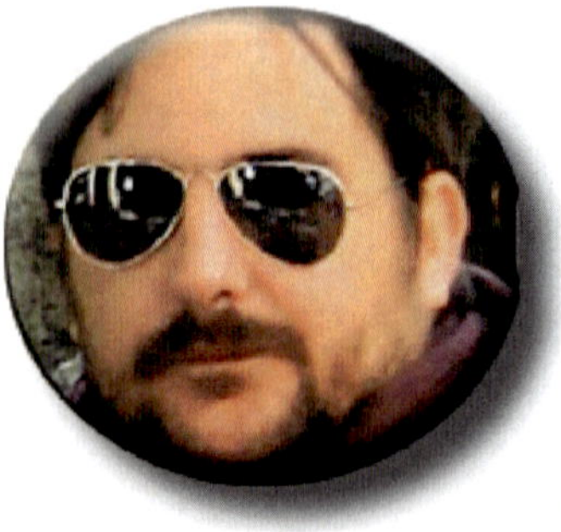

La experiencia de acudir a Fernando me fascina. Siempre acabo con ganas de volver, aunque haya que espaciar las visitas. Lo recomiendo encarecidamente.

Daniel Játiva
Paciente

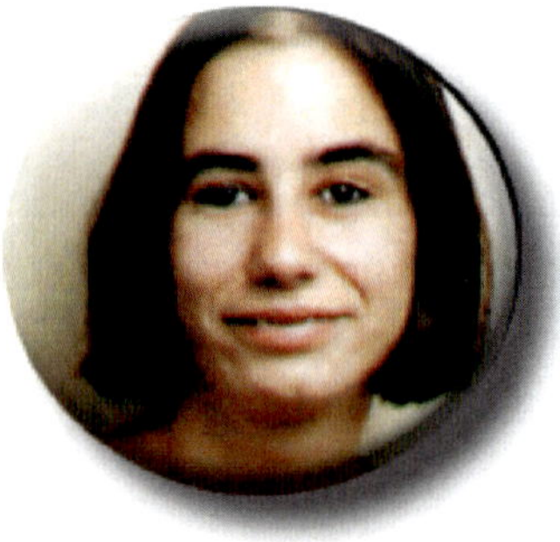

Mi experiencia con Fernando Queipo no podría haber sido mejor. Gracias a él mis molestias lumbares se han reducido hasta casi desaparecer por completo y mi calidad de vida ha mejorado en todos los sentidos. Solo puedo añadir que a su eficacia profesional se suma un trato personal inmejorable.

Verónica P. Granado
Paciente

Capítulo 1

Quién soy yo

Nací en un barrio periférico de Buenos Aires, en Villa Pueyrredón. Estamos hablando de los años 60. En aquella época, Argentina estaba razonablemente bien. En ese momento había trabajo para quien lo quisiera. Después de todo, tras el apogeo del gobierno de Perón habíamos sido un país emergente, aunque en los 60 ya empezaran a aflorar los problemas en el país.

Vivíamos en la casa de mis abuelos maternos, ocupada por mis padres, por mi hermano y también por mí. Éramos una familia de clase media que convivía en un hogar donde no había lujos ni faltas. Ellos tenían una casa grande y con cierto aire a rústico. Una casa de barrio donde teníamos todo lo necesario para pasárnosla bien con mi hermano. En la parte trasera había un espacio, en el fondo, para un parquecito donde mi abuelo criaba animales. El sonido a corral era inconfundible. No solo era mi hogar, también lo era para gallinas, palomas, conejos y cabras.

Mi padre trabajaba en una óptica por ese entonces. Mi madre era ama de casa y nos criaba a mi hermano y a mi. Mi abuelo, por su parte, era comercial de una empresa de ferretería industrial. Era un apasionado de los animales y un gran aficionado a cultivar plantas, flores y frutos. Crecí rodeado de plumas y pelaje; comíamos los huevos de la gallina y preparábamos guiso de conejo en ocasiones especiales. Habíamos trasladado la vida campestre a un barrio de la capital. Supongo que es algo bastante peculiar.

Cuando tenía ocho años mi padre se fue de casa. Todavía recuerdo aquella mañana, la cara de mi madre, llorando y mi sorpresa al ver esa situación inesperada. Mi padre se llama Manuel y mi madre Maricarmen. Mi origen español me llega de ambas partes; pues la familia materna es toda española a partir de mis bisabuelos y mi padre es madrileño de pura cepa.

El estudio siempre me resultó fácil. Me acuerdo de que a los tres años ya leía y escribía. El colegio no implicó jamás reto alguno para mí. Tuve mis más y mis menos, por supuesto, pero siempre fui un alumno destacado. Me era fácil y me era cómodo, pero es que además me implicaba, era muy responsable. Me involucraba en el estudio casi tanto como lo hacía en el deporte. El futbol callejero, de ese que levantaba polvo alrededor de tus zapatos y arranca la hierba de los parques, era mi pasatiempo favorito.

Al faltarme papá, mis segundos padres fueron siempre mis abuelos. Mi abuelo Paco era la figura paterna. Paco es hijo directo de Andaluces, un apasionado de la península ibérica y particularmente de Andalucía. En una ocasión pudo viajar a España a conocer a su familia española. Siempre sintió una necesidad imperiosa y permanente de hablar como los andaluces. Tenía un gran talento como imitador y, como los auténticos habitantes de Andalucía, mi abuelo ponía la salsa que le daba sabor a la vida. Yo admiraba su capacidad de relacionarse con todo el mundo, me di cuenta de todo esto después de que él muriese. Ya se sabe lo que dicen, que mientras tienes algo no lo valoras realmente.

Mi abuela Juana o "Yune" como yo la llamaba, también fue una especie de segunda madre y un poco padre también. Coincidíamos en muchas cosas, tanto en nuestra afición por el deporte como en la política y, pese a ser una mujer un poco autoritaria, siempre estaría ahí para lo que la necesitara.

Para entonces mis horas libres las pasaba en la calle. Ahí te encontrabas con tus amigos, niños vecinos, caras conocidas de toda la vida; luego llegaba el sonido de los pasos desde los barrios colindantes, atraídos como abejas a un panal. Nos íbamos juntando todos a jugar.

Pero incluso más allá del deporte tenía el interés por el cuerpo, por el ejercicio, por el movimiento. Eso es lo que siempre me atrajo. También me gustaba mucho la enseñanza. Sin embargo, al terminar la escuela secundaria, en lugar de escoger Educación Física, opté por entrar en veterinaria.

Resultó que la facultad veterinaria estaba bastante próxima a mi casa, así que no tardaba ni veinte minutos en llegar. También tardé bien poco en descubrir que lo que estaba estudiando ni estaba hecho ni me interesaba lo más mínimo. Es probable que meterme en la carrera de veterinaria fuera un lapsus, uno influenciado por mi abuelo y por su pasión por los animales. Lo decidí pocos meses antes de terminar la secundaria e inmediatamente después ya habíamos empezado la universidad. Fue una decisión muy loca. Y, con la misma rapidez, decidí dejarlo.

Estuve a lo sumo cuatro meses batallando con la carrera. Fue empezar y salir. Hice varios exámenes, pero hacia la mitad del curso me di cuenta de mi baja tolerancia a hacer algo que en realidad no me gustaba.

Le comenté mi decisión de renunciar a mi compañero de veterinaria, que había ido a la escuela secundaria conmigo. Se llamaba Carlos. Era alguien con quien me había llevado bien desde siempre, un chico bastante extrovertido, con el que mi parte más reservada podía encajar bien.

Nadie se cuestionó demasiado mi decisión. Mi familia sabía de sobras que para mí tomar una decisión es dar un volantazo brusco y pisar el acelerador a fondo. No hay marcha atrás posible.

Había probado una parte muy pequeña de la experiencia con animales y deseaba entrar en otro campo que me atraía, uno que por otro lado tampoco conocía. No había profundizado jamás en los entresijos del cuerpo humano. Estaba un poco en tierra de nadie.

Me preparé y aprobé el ingreso para cursar Educación Física. Durante ese tiempo prácticamente tuve que probar todos los deportes habidos y por haber. Teníamos que hacer exámenes prácticos de todas las modalidades atléticas y de juego en equipo, así que a uno le quedaba más remedio que ser bueno en todo. Había una asignatura filtro que suponía un reto extra para mí, que me obligaba a enfrentarme a las anillas con las manos empolvadas, las paralelas... La gimnasia acrobática y los saltos mortales hacia atrás eran ahora parte de mi rutina.

Hasta entonces jamás había probado deportes de ese nivel. Colgarme de las anillas fue una tarea que me dio su trabajo, igual que la natación. En mi vida había aprendido a nadar. Flotaba, como una boya, pero no tenía técnica. Incluso tuve que ir a tomar clases de natación aparte, además de practicar con mis compañeros para la gimnasia acrobática. Fueron dos materias que implicaron una gran dosis de esfuerzo extra.

En lo que respecta al resto de deportes, el concepto de su práctica me parecía muy productivo, pero no acababa de satisfacer mi curiosidad a nivel de conocimiento. Desde entonces me he pasado la vida estudiando, porque siempre quería más y más. Hice muchos cursos de postgrado para aplacar mi sed de conocimiento.

Eso fue antes de meterme en el mundo de la kinesiología y los expertos del movimiento, pero sobre todo después. Tenía una inquietud que era como una picazón mental que pedía ser rascado.

Considero que siempre has de seguir avanzando. Formarse es un proceso lento. No es algo que se consiga ni en un año ni en dos, es algo a lo que realmente le tienes que poner constancia y empeño. A mí me sobraban las ganas.

Al acabar Educación Física decidí estudiar Kinesiología (Fisioterapia). Cuando me logré licenciar me sentía, al fin, completo. Había acabado una carrera que me reconfortaba. Fueron cinco años de estudio, con la licenciatura y todo.

La verdad que la carrera me pareció muy fácil. Hice toda la carrera trabajando de profesor de Educación Física. Me gustaba enseñarles a los niños el placer por el movimiento y el deporte. Además, el hecho de trabajar en colegios me daba la posibilidad de escoger distintos horarios, cosa que era ideal para acomodarlo con mis estudios universitarios.

Estamos hablando de los 80.Yo tenía veintipico. Empecé kinesiología a los veintiuno o veintidós. Cuando la conocí a mi mujer Gabriela yo seguía en plena carrera de kinesiología y ella trabajaba como empleada administrativa. Dos o tres años después nos convertíamos en marido y mujer. Fue todo muy fugaz. Suelo tomar decisiones así de abruptas, cosa que no quiere decir que no las reflexione. Las pienso, las medito y las valoro. Y cuando he tomado una decisión y digo "voy" no le doy más vueltas. Así me manejo casi en todo.

En general es mi forma de ser, y por lo visto me ha dado un buen resultado en la vida. Ni en la toma de decisiones ni en el post-procesado de la decisión me arrepiento de nada. Esto se suma a otra de mis estrategias, que es la terapia de shock. ¿Algo me cuesta? Pues lo hago. Sin más. Siempre he sido de enfrentarme, de salir de la zona de confort y mirar cara a cara a la situación que tan asustado me ha tenido.

Desde que tengo memoria me he animado a romper muchas barreras. Antaño había creado unas cuantas a mi alrededor y puedo decir, con orgullo, que cada vez tengo menos, pero ha habido épocas en que me había costado mucho más de romper ese muro invisible.

Así conocí a Gabriela y se convirtió en mi espejo revertido. Fulgurante y extrovertida, alegre y cariñosa. Ella es toda la parte que a mí me falta. Desde el comienzo fue mi complemento, la otra mitad. Siempre lo hemos dicho, lo tenemos claro. Somos diametralmente opuestos. Yo más introvertido, ella una explosión de sociabilidad.

Es algo increíble como dos personas pueden ser tan opuestas y convivir durante tantos años. Incluso podría decir que ha sido mi puente con el ser humano en general. No con mi parte profesional, no a nivel de conocimiento y estudios, sino con nuestras relaciones fuera de lo profesional. Es mi conexión con todos. Gabriela es la que genera relaciones y me incluye a mí, normalmente.

Cuando nos casamos se dio el momento ideal para mudarnos. Queríamos vivir juntos y por conseguir independencia. Por entonces, vivía en Buenos Aires, seguía estudiando, terminando la carrera. Ya faltaba poco. La familia, queriendo ayudar, nos había ofrecido una herencia de mi abuela materna, una casa desocupada que estaba ahí como asunto sin resolver. Cuando nos lo propusieron no tardamos nada en mudarnos a ella.

Recuerdo que fue un año exigente, pero lo llevé bastante bien. En mi mente lo dibujo como una etapa llena de ilusión y complejidades, tanto por parte de los estudios y el trabajo como por esas pequeñas cosas que surgen en la convivencia en pareja y que jamás habían estado ahí antes. Era una época bonita.

A los dos años de estar casado, prácticamente a la vez que terminé de estudiar, decidimos ser padres. Ser padre es otra profesión. Te exige determinadas obligaciones y te obliga tomar decisiones, diálogos y de más. Fue duro combinar tanta responsabilidad con mi carrera profesional, pero hice todo lo que pude dentro de mis posibilidades, para disfrutar del amor por mi hijo.

Mi vida se convirtió de pronto en un ciclo vicioso de cambio de los pañales, de no dormir y de llenar biberones de manera compulsiva, a la vez que seguía haciendo clases de educación física y trabajando de kinesiólogo también.

De repente, entre el trabajo, el bebé, el estudio donde visitaba a mis pacientes y la casa, se me hacía una gran montaña. Gabriela ya no trabajaba, así que el dinero estaba muy justo. Fuese como fuese, eso nunca supuso un impedimento para comprar libros y material para formarme; exprimía hasta el mínimo centavo en aprender, tomaba cualquier cursillo que me permitiera mi economía...

Por entonces recuerdo que nos juntábamos varios compañeros y hacíamos grupos de estudio. Recuerdo a una kinesióloga, Liliana Schwarcz, con años de experiencia que trabajaba con temas como la psicomotricidad; también estudié El Método Feldenkrais, que lo impartía un compañero de estudios, RobyLiaskovsky, que había estado formándose sobre el tema en Israel. No eran unas cosas excesivamente caras y podía ir haciendo.

Cuando mi hijo había alcanzado los dos o tres añitos yo seguía trabajando para otros, en diversos sitios. No tenía mi consulta todavía, pero sí veía algunos pacientes míos a domicilio, además de colaborar con una empresa que me daba pacientes para tratarlos también en su casa.

Esos primeros años no estaba trabajando como yo quería. Lo que te enseña la universidad no es ese modelo de tratamiento, no era la técnica que yo quería, yo estaba en esa búsqueda de descubrir dónde encontrar mi método ideal.

Yo lo llamo la búsqueda de otro paradigma, otra manera de tratar, llegar al origen. Tenía la carrera, había cursado un buen puñado de formaciones, tenía experiencia y aun así, no me sentía completo. No tenía claro que los conocimientos que había adquirido fuesen lo suficientemente buenos y coherentes para llegar al nivel al que quería llegar. Así que no estaba satisfecho. Era duro. Muy duro.

Trataba de seguir formándome, pero también necesitaba llevar a la práctica todo eso sin tener pacientes todavía o ni siquiera una consulta propia como tal; a lo que se sumaba esa terrible presión económica que me limitaba mis posibilidades de crecimiento profesional.

Tuve que ir solventándolo todo poco a poco. Yo sé que las cosas tienen que llevar tiempo, esa es mi estructura. Si se quiere conseguir lo que sea uno debe invertir tiempo. Con esfuerzo, y lo que fui aprendiendo con los años es que también hay ser ejecutivo. La realidad es que uno debe tomar el toro por las astas y arriesgar más. Yo quiero esto y bueno, ¿qué hay que hacer? ¿Qué riesgos tengo? ¿Quedarme sin trabajo? ¿No tener para mantener a casa? Pues lo tengo que hacer igual porque eso es lo que quiero. Eso es ser ejecutivo. En esa época no lo era. Al menos no a ese nivel.

Lo que quería aprender lo tenía más cerca en Europa. Cada vez veía más distancia entre vivir en Argentina y cumplir mi sueño. Fue entonces cuando decidí dar el salto a España. Justamente con treinta, cuando fui a buscar a mi padre.

Mi mujer es muy familiar, así que obviamente no es lo que ella hubiese querido hacer. Sin embargo, la convencí "matemáticamente", casi por números, facturas y fechas. Oportunidad + posibilidades formativas = + calidad de vida. Así que dimos el salto.

Cuando llegas a un nuevo país te estableces como una planta sin tiesto, como el turista despistado que va de vacaciones con la guía en la mano y que, en el fondo, no tiene idea de nada. Maletas, un poco de dinero y, por lo demás, una mano adelante y la otra atrás. Me quedé sin el trabajo de kinesiología que estaba haciendo en Argentina, lo empezaba todo de cero.

Busqué algunos contactos de mi país e hice algunas llamadas, cosa que me hizo ganarme el dinero en poco más de un mes. Conseguí el trabajo en una clínica. Una clínica de aquí Madrid, en Majadahonda.

A Alan lo llevamos al colegio preescolar, "parvulitos". La carga laboral era toda para mí. Veía todo tipo de pacientes y, poco a poco, me junté con dos chicos más. Estábamos montando un servicio de rehabilitación con deportistas por nuestra cuenta, pero básicamente mi trabajo central en tratar distintos pacientes. Mi plan era llevarlos a mi terreno e ir practicando las cosas que a mí más me interesaban, pero me topé con muchas limitaciones. O sea, seguía sin sentirme satisfecho.

Todo el tiempo estuve trabajando sin título, que nunca me homologaron por cuestión de un error burocrático. Perdí trabajos por no tener ese título. Si me aceptaron sin fue porque en esa época había una gran carencia de fisioterapeutas en España. Pero sentirme tan limitado, tan atado, me fue machacando mucho y por eso al final decidí volverme, porque recibía presiones de todo tipo, en especial de mi familia, reclamándole.

Entonces llegó un momento en que tomé una de esas decisiones tan repentinas como meditadas: "Nos volvemos a Argentina el mes que viene". Nos hicieron la ola, todo era la mar de fácil con el calor de la bienvenida. Esa experiencia duró un año y pico. Regresé a Argentina en el julio del 92 y enseguida murió mi abuelo.

Mientras, yo seguía una espina importante clavada en mi profesión. ¿Entonces qué pasó? Se hizo la luz. Me mentalicé para instalarme en Argentina, enfocándome en conseguir aquellas metas que quería alcanzar profesionalmente. Me prestaron algo de dinero y con lo poco que tenía monté un gimnasio de barrio.

Tenía así la relación con la parte más deportiva y en el mismo gimnasio también podía montar mi consulta de fisioterapia. De todas maneras, recuperé parte del trabajo que tenía antes.

Podía generar dinero con el trabajo que me daban las consultas a domicilio y además conseguía que el gimnasio diera ganancias, que no eran muchas, pero seguían siendo ingresos. Así que, en definitiva, yo me repartí un poco en distintos lados. Mientras Gabriela trabajaba en el gimnasio, llevando la parte administrativa y la recepción. No era algo para echar excesivos cohetes, pero íbamos haciendo con nuestros más y nuestros menos.

Tomé la decisión de seguir aprendiendo, como siempre. Empecé a hacer cursos con más empeño. Encontré uno de "Bases de la osteopatía" y una variante del método de RPG de Marcel Bienfait. Lo impartía un el profesor kinesiólogo argentino, Norberto Peña, que había aprendido todo esto porque vivía en Brasil y había decidido ir hasta Buenos Aires, a entregarnos un pedacito de todo lo que estaba aplicando. Así que nos salía mucho más barato que pagar por el curso oficial, pero aprendimos un montón.

Allí hice muy buenos amigos de mi profesión, gente con las mismas inquietudes que yo. Cuando estábamos terminado este curso nos dijimos: "Tenemos que estudiar osteopatía" y de ese modo descubrimos la Escuela Argentina de Osteopatía, de un francés llamado Gilles Drevon.

Para entonces habría alcanzado los treinta cinco años. Había hecho Educación Física, era Kinesiólogo y ya había hecho algunos otros cursos. Abrí mi propia consulta y empecé a generar pacientes, de modo que trataba aplicando todo lo que iba aprendiendo de osteopatía mas lo aprendido de cadenas y otros enfoques globales. Me fui formando osteopatía, trabajando mucho y practicando todo el tiempo.

Cuando empecé a dedicarme plenamente a la osteopatía cerré mi gimnasio. Tuve una consulta nueva (en realidad tenía 3 consultas) y allí me centré al 200%. Gabriela siguió trabajando conmigo, manejando los pacientes, dando citas y todo eso.

Cuando ya tenía dominada la osteopatía me puse a desarrollar mi otro gusanillo, esa otra vocación que es la formación. Para empezar, trabajé en la universidad como ayudante de un profesor, dando clases gratis. Me sirvió mucho como primera experiencia. Luego, por intervención de otra amiga de osteopatía, Alicia, logré entrar en otra universidad privada, la Universidad de Flores, a dar clases en la carrera de Educación Física durante un año.

También empecé a dar cursos por mi cuenta, integrando mis propias experiencias clínicas con lo aprendido. Una paciente que tenía un instituto de yoga se interesó por lo que yo le contaba de los tratamientos. En esa época había hecho más cursos de cadenas, así que le propuse darles a los alumnos a su escuela de yoga una formación externa sobre ellas. Recuerdo que pagaron bastante bien por ese curso.

Al año siguiente ya presenté el DO, que es como una tesis para que te den un título reconocido por las asociaciones de osteopatía de todo el mundo. De hecho, cuando vine a España me lo reconocieron, fui reconocido por el ROE (Registro de Osteópatas de España).

Entonces ya empezaba a hacer cosas como docente, aparte del trabajo en mi consulta. Decidí viajar a España a estudiar y, finalmente, acabé por volver. Al principio hacía un curso o dos y me volvía.

Todo empezó con viajes esporádicos. A lo mejor me pasaba una semana de cursillos, o quizá duraban diez días. Algunos fines de semana los pasaba en Barcelona, donde hacía cursos en la Universidad Gimbernat de Girona. Y también en Bilbao, en el "Instituto de terapias globales".

Siempre que volvía me llevaba todavía más conocimiento, sobre todo centrado en cadenas. El tema de las cadenas es algo que me apasionó desde que lo conocí, que fue estando en la universidad, pero solo me pude formar sobre ellas más adelante. Me compraba todos los libros que existían de cadenas. Tenía tantos que en esa época mi hijo de me decía: "¡Ya te compraste el libro de cadenas musculares 427!". Porque había una colección brutal de fascículos y los míos ocupaban casi toda la estantería.

Mi objetivo era absorber todo conocimiento que estuviese relacionado con mi especialidad, porque hay una gran variedad de métodos. Yo generé el mío a partir de la integración de muchos métodos y conocimientos distintos, ensamblados para conseguir los mejores resultados.

Así pues, tras esos viajes relámpago para aprender conceptos, volvía a Argentina a aplicar lo aprendido. Por mis manos habrán pasado más de 15.000 pacientes. Y a lo mejor me quedo corto. Si juntamos pacientes de todo tipo en toda mi historia quizá llegaría al doble. O más.

Hacia los treinta y nueve ya ganaba muy bien, me iba fenómeno y además estaba haciendo lo que quería, que era trabajar como a mí me gustaba. Disfrutaba como un loco. Estamos hablando del año 2001. Un año después se nos venía encima el corralito.

Yo seguía con la espina clavada de España. Cuando decidí volver a Argentina era para quedarme, estaba convencido de que no iba a regresar nunca más a la Península Ibérica. Por eso me instalé e hice todo lo que se necesitaba hacer. "He de pensar en que, sí o sí, voy a estar en Argentina", me dije, y puse toda la energía. Pero la cuestión es que empezaba a notar nostalgia de España. Por eso me vine a hacer cursillos, para ver si ese gusanillo se mantenía.

Lo hice dos veces. La segunda fue en el 2001, es decir, antes de la crisis antes del corralito, y me vine en compañía de mi mujer y mi hijo. Aprovechamos el viaje para ir también a Francia, además de algunos rincones de España. Quería que ellos se sintiesen atraídos por todo aquello que a mí me atrapaba del país. Porque yo ya me quería venir a España.

Cada vez que venía a estudiar veía todas las posibilidades que tenía.

- ¡Es que acá tengo unas opciones de seguir aprendiendo tremendas! – les explicaba a mis compañeros, con los ojos ansiosos y las manos inquietas. Todos parecían verlo con la misma claridad que yo.

- Tú tienes que enseñar esto acá, ¡tienes un montón de posibilidades!

No paraba de darle vueltas para convencer a mi familia de que debíamos volver. Me planté ante Gabriela con una saca llena de argumentos a mi favor y una máquina de calcular. Ella me esperaba con una ceja en alza, desconfiada. Sabía por dónde iba a sacar mi jaque mate. A esas alturas estaba todo muy claro.

El corralito de finales de 2001 me vino como caído del cielo, fue la excusa perfecta. Yo ganaba muy buen dinero en Argentina, mientras que la mayor parte de la gente que conocía la estaba pasando mal. Como profesional estaba en la cresta de la ola, con cientos de pacientes haciendo cola en las puertas de mi consulta, que se llenaba de gente famosa y prestigio. Pero yo me quería ir a España sí o sí.

- Argentina era un caos total. ¿Te parece bien que tu hijo viva en este país que no tiene ningún futuro?

- Gabriela palideció.

Las tenía todas conmigo. Me vino de regalo, el corralito. De regalo para decidirme yo a dejar todo lo que tenía y justificar el cambio y empezar de nuevo.

El problema es que mi hijo tenía quince años, tenía amigos y yo diría que hasta novia. Entonces utilicé el tema de la economía, tuve que negociar con él, venirme yo primero y dejarlo hasta junio por lo menos para estar con sus amigos, acabar el colegio y poder cerrar cierto asunto personal que él tenía. Me odió bastante, por mucho que le contara las posibilidades de un sitio y lo complicado que se estaba poniendo en el otro. Por suerte, después de unos primeros meses muy difíciles se integró muy y hoy está encantado.

Vine a España realmente a empezar de cero, y lo primero que hice fue trabajar para otros. Mi dinero se la había quedado el corralito, así que llegaba con muy pocos fondos.

Al principio me instalé en casa de unos amigos que teníamos cuando habíamos vivido en Madrid, Ester y Jesús. Más tarde llegó mi mujer, acompañada con un hijo muy mosqueado conmigo. No solamente conmigo, sino con el mundo. Estaba muy rebelde y le daba la espalda a todo en la vida, digamos. No era aquí donde quería estar. Y yo era responsable de ello.

Trabajé en un gimnasio, "Tu Imagen", pero en la parte de fisioterapia. Trabajé también para un centro de terapias, donde me daban pacientes y al mismo tiempo aprovechaba que había consultas para ir llevándome mis propios pacientes ahí. Poco a poco fui consiguiendo pacientes propios, que se sumaron a los que me daban. Estuve un año y algo así y ya abrí mi propia consulta.

Por otro lado, la parte de formación que había hecho en Argentina la seguía poniendo en marcha. En cuanto aterricé me puse a buscar sitios donde poder ofrecer formación. Fui a distintas escuelas de osteopatía, algunas grandes e importantes, como la Escuela de Osteopatía de Barcelona o la Escuela de Osteopatía de Madrid, que es la más grande del mundo. Ellos ya tenían sus profesores, así que, aunque no me cerraron las puertas, tampoco tuve muchas oportunidades de crecer. También fui a escuelas más pequeñas, de menos alumnos. Hubo una en la que tuve más posibilidades, pero al final también se fueron frustrando.

Finalmente empecé a hacer docencia a través de un fisioterapeuta que me pidió cita como paciente, Elías López. Él era coordinador de los postgrados de osteopatía en la Universidad Europea de Madrid, estaba buscando en ese momento alguien que impartiese osteopatía visceral y me lo propuso. Rondaba el año 2003 o 2004.

Luego tuve la posibilidad de impartir seminarios de Osteopatía Craneal, visceral, cadenas musculares y abordaje fascial en posgrados y Máster Oficiales, aparte de la Universidad Europea, en la UCAM de Murcia. Más adelante impartí seminarios de Craneal, abordaje fascial y cadenas miofasciales en dos Escuelas de Osteopatía de Italia (AIFI y AFROMM).

A su vez, seguí creciendo como terapeuta y dando cada vez más cursos en la Universidad Europea de Postgrado. Tenía mi consulta alquilada dentro de la clínica. Hacia el 2009, los dueños de la clínica, que eran Lautaro y Clara, se separaron. Él, que era argentino como yo, decidió volverse a nuestro país natal y me ofreció comprarle toda la clínica. Al final la compramos a medias con Francisco que también había sido alumno mío.

Mi socio Francisco Alonso (Paco, como lo conoce todo el mundo) me ayudó a hacer crecer la Clínica. Él es una persona en quien puedo confiar plenamente.

En 2009 con otros osteópatas, Mario y Jesús, decidimos tomar la iniciativa y lanzar una escuela de Osteopatía por nuestra cuenta. Tuvimos que poner en marcha un proyecto en el que se necesitaba mucho dinero. Era todo un caos. Vamos a hacer publicidad, vamos a llamar a todos los alumnos que hemos tenido en nuestros cursos a invitarlos a que se formen con nosotros, vamos a... Entonces los tres armamos una sociedad y creamos la escuela de osteopatía. FBEO, "Formación Belga-Española de Osteopatía".

Fue impresionante. En tres meses estaba funcionando una escuela con más de 30 alumnos. Sorprendente. Ahora bien, una escuela de osteopatía implica alquilar un local. Y no solo eso. Necesitas local, necesitas profesores, necesitas medios, necesitas material escolar, prácticas, necesitas mil cosas. Fue difícil, pero asequible gracias a nuestro éxito.

Empezamos a funcionar y la escuela fue creciendo. Yo estuve ahí desde el 2009 hasta el 2013. No quiero ser poco modesto, pero me atribuyo una gran parte de ese crecimiento. Pero al final me desvinculé por las discrepancias con uno de los socios así como con el manejo y el enfoque pedagógico de la escuela.

Sinceramente, me fui sintiendo cada vez más incómodo hasta que la frustración me superó y decidí dejar aire entre nosotros. Justo entonces mi hermano me hizo una propuesta relacionada con una clínica de rehabilitación de Buenos Aires y decidí ir para allá unos meses para ver si salía adelante, pero fracasó el tema.

Al volver a España me desvinculé de la escuela definitivamente y puse punto y final a nuestra relación ya que era una situación muy tóxica. Recuerdo que en ese momento me sentía coloreado en gris. No es fácil abandonar de un día para el otro algo que construiste con ilusión cuando estaba dando sus frutos, pero lo importante es ser fiel a tus convicciones.

Fue un momento difícil. Tenía que reconstruirme como profesional, como persona e incluso económicamente ya que había perdido dinero.

Dicen que en los momentos de crisis surgen las mejores oportunidades. Pues fue justo entonces, en medio de esta separación, cuando decidí volcarme de lleno a desarrollar nuevas modalidades pedagógicas en el campo de la Fisioterapia y profesiones del movimiento ya que entendía que la forma tradicional de enseñar no era la adecuada, había que hacerla evolucionar. Así fue que empecé a buscar opciones a nivel online. Me introduje en el mundo de internet y me puse a buscar a gente que se dedicaba a esto con quien poder aprender. Encontré a varios profesores, pero el que más me atrajo, por su forma de plantearlo, fue Roberto Cerrada. Le compré un curso online de marketing y además hice algún curso presencial con él para crear webinars. Poco a poco, como quien prueba la temperatura del agua en una piscina, me fui sumergiendo en el mundo del online. Era el verano de 2013.

Roberto cerrada hacía reuniones online. La gente que estudiaba con él tenía la posibilidad de, una vez a la semana, participar en un encuentro en el que podías preguntar lo que quieras. Él no tenía problemas en hablar con quien quisiera recibir algún consejo. Y ahí, entre los alumnos, brotó un acento argentino.

Me lo quedé observando, en silencio. Según estaba escuchando, era un chico con mucha ambición y todavía más energía, que estaba decidido a crear su propia escuela online. Hablaba con un entusiasmo atronador. Aquella fue la primera vez que vi a AbelAubone, en un curso presencial con Roberto Cerrada. Éramos alumnos de Roberto, pero Abel llevaba más tiempo y además se manejaba con soltura en el mundo online ya que era programador. Enseguida Abel me contó más de la escuela que estaba creando, de su plataforma y de todas sus posibilidades.

Yo había salido de la sociedad, el proyecto de Argentina con mi hermano quedó en nada; mi hijo estudiando. Seguía con mi socio de Madrid, trabajando en la clínica donde ayudaba a mis pacientes.

Mi proyecto era crear la formación que deseaba. Yo quería crear algo diferente o más evolucionado en el campo de la formación. Con el descubrimiento del online vi la luz. Tenía que hacerlo, costase lo que costase.

Creé una escuela de formación presencial y con pretensiones de que tuviese una parte online. Entonces, con Roberto, lancé mi primer webinar, mi primera conferencia online, aunque yo no tenía todavía ningún producto online todavía. Así que yo, en mi conferencia online lo que vendía es un curso presencial. Y la verdad es que me fue razonablemente bien, tuve bastante éxito. Se inscribieron muchos alumnos a mi curso presencial a través de esa conferencia. Yo creo que impartí un curso con unos 20 alumnos. De hecho, era justo lo que tenía reservado para poder hacer la formación en Madrid.

Recuerdo que le puse un precio muy barato, unos 150 euros. A cambio, durante un fin de semana ofrecía una iniciación al tema de cadenas de osteopatía en general, y mi idea era además enseñar mi método.

Se trata de una metodología que he ido generando a través de mis años de experiencia. El método lo aplico desde hace 20 años. Luego, por supuesto, le tuve que ir dando forma, ampliándola, mejorándola y puliéndola, hasta convertirla en un programa formativo de calidad. Detecté qué faltaba y qué le sobraba para lograr un método que fuese más amplio, más efectivo y, lo que le es más difícil, que fuese fácil de aprender para ellos.

Yo estaba aplicando las enseñanzas de Roberto en mi formación online. Cuando terminó aquel curso de fin de semana seguí los consejos de mi mentor y vendí el curso siguiente. Eso es algo que se salía totalmente de mi zona de confort. El marketing no era un recurso muy utilizado en mi área, es algo que está muy mal visto. Pero yo aprendí que el marketing no era una "mala palabra". En realidad, de lo que se trata es de ayudar a otros, se trata de ayudarlo a darse cuenta de que tú puedes ayudarlo a solucionar su problema. Esto vale tanto para nuestros alumnos como para nuestros pacientes.

Pero la formación que me marcó por aquel entonces fue hacer el curso "Maestro de Maestros", impartido por Miguel Ángel Romero y Josepe García. Estos dos fenómenos lograron, durante una semana entera, sacarme día tras día y minuto tras minuto de mi zona de confort. Y digamos que reconvirtieron totalmente mi manera de dar clases, pero porque yo quería enseñar de otra manera, no como hacen otros fisioterapeutas. Yo quería marcar la diferencia.

Al ver por primera vez una conferencia online de Miguel Ángel me pareció que me estaba contando todo lo que yo creía sobre la educación. De inmediato decidí que debía hacer la formación y me fascinó.

El curso con él fue una de las mejores inversiones de mi vida. Me sacó de mi zona de confort en todos los sentidos, aprendí toda una manera de enseñar diferente, pero además me cambió... me ayudó mucho como persona. Me ayudó a cambiar muchas cosas de mi personalidad. Fue impresionante.

A esta altura, Paco ya se había involucrado también tanto en la formación presencial y luego en el tema del online. Comenzamos a grabar videos para la clínica y para las formaciones.

Recibí la ayuda de Abel al año siguiente. Yo lo había conocido como compañero de clase, y en 2014 reapareció en mi vida con Maestros Online. Me ofreció su formación que incluía la plataforma online para poner los cursos, que era justamente lo que me faltaba para poder lanzar mis productos online.

Abel es una persona muycreativa y ejecutiva, tiene la capacidad de hacer fácil lo complicado. En mi caso, me metió de lleno en el tema tecnológico, que me ponía los pelos de punta. Me lo hizo súper fácil, dándome los pasos para sacar un curso rápidamente. Fue entonces cuando creé el curso llamado: "RCP cadenas miofasciales". Por otro lado, gracias también a Miguel Ángel y a través de otras oportunidades aprendí algunos conceptos de PNL. Y no paraba de crecer.

Toda mi vida tuve la idea de que cuando uno desea hacer algo, está convencido de lo que va a hacer y pone toda la energía para ejecutarlo, le sale bien. Se tarda más o se tarda menos, pero siempre llegas. Aquí no hay ni primeros ni últimos. El truco está, simplemente, en no rendirte hasta alcanzar tu destino.

Los profesionales se interesaron por el curso, compraron muchos cursos de 47 €. Esto me demostró que había encontrado aquello que buscaba en esta etapa de mi vida profesional: desarrollar nuevas modalidades formativas aprovechando el potencial de la formación online.

Yo tenía que seguir avanzando, seguir haciendo crecer la clínica, porque además estaba levantando la clínica y generando formación presencial. Mi socio Paco seguía ahí, codo con codo, mientras yo iba haciendo mis primeros cursos online. Y fue a mediados de 2016, cuando tenía que hacer un nuevo lanzamiento de mi curso, que Abel apareció de nuevo para mentorizarme en este proyecto.

El resultado que dio el curso "Maestro de Cadenas Miofasciales" fue impresionante tras mi lanzamiento. En la primera conferencia online que impartí sobre esta formación tuve más de 50 alumnos inscritos a este curso que luego se multiplicaron de manera exponencial. Y así seguimos haciendo conferencias online y los profesionales no paran de interesarse e inscribirse en mis cursos.

Ahora mismo estamos lanzando dos nuevos cursos, que se complementan entre si, para que muchos más profesionales de distintas áreas puedan formarse en nuestro método: "Cadenas Miofasciales: Terapia Manual" enfocado especialmente a fisioterapeutas, kinesiólogos, osteópatas, y "Cadenas Miofasciales: Postura y Movimiento", dirigido a todos los profesionales del movimiento en general (fisioterapeutas, kinesiólogos, profesoresde educación física, especialistas en pilates, etc.).

Ahora mismo tengo una escuela online con más de 3 mil alumnos, una clínica funcionando al 100% en Madrid y soy padre de un hijo que ya tiene treinta y un años. Y feliz de la vida que estoy, porque jamás he parado de construir y mantener. Se han ido incorporando más profesores a Kinesica, además de Francisco Alonso se unieron Alex Pérez Quintanilla, Antonio Valenzuela, Josete Antón y Julio Aragón. Tampoco he dejado de ayudar a mis pacientes, porque mi finalidad al fin y al cabo es esa.

Siempre he querido perseguir ese objetivo; alcanzar una fórmula que mi mente aceptara, que fuera la más efectiva posible. Nunca me conformé con lo que había, no me agarré al camino fácil. Eso tiene que ver un poco con mi personalidad. Yo busco siempre diferenciarme. No acepto hacer lo mismo que hace el otro, yo tengo que hacer algo que sea distinto. Eso no quiere decir que lo sepa hacer. Pero aprenderé.

Tardaré un mes o tres meses, quizá tenga que instruirme en una disciplina o tres más para averiguar cómo cambiarlas; tendré que formarme, tendré que trabajar, pero lo que tengo claro es que lo que hay se puede llevar a otro terreno y hacerlo mejor.

Quiero seguir creciendo, seguir progresando e innovando en el campo de la formación, sobre todo en el mundo de la formación online, claro que sin dejar la presencial. Mi objetivo es que siga creciendo mi escuela y que siga desarrollándose mi método por todo el mundo.

Recuerdo que cuando tenía veinte años ya decía que nunca pensaba jubilarme. Fundamentalmente por aquel entonces no tenía estos proyectos en mente, pero sí quería llegar a ser un gran terapeuta. Y pensaba que hasta los 78 años por lo menos voy a seguir atendiendo y tratando a gente sin ningún problema, y con la misma mentalidad que tenía a los treinta.

Ahora mi hijo ha superado esa edad. Mi mujer me ha ayudado siempre a tender un puente para que pudiésemos llegar el uno al otro. De todas formas, creo que él sigue valorándome mucho como persona y padre, incluso con mis limitaciones. No sigue mis pasos. En cuanto a personalidad tiene muchas cosas mías, aunque su manera de ser es diferente. Siempre ha sido un gran lector, mucho más voraz que yo. En ese sentido es, en cierto modo, más intelectual. Es un apasionado de la música. Sí, mi hijo es músico, además. Tuvo hasta su grupo, Findestiempo.

Ahora mismo es periodista en el área digital, su especialidad es el área de cultura, música, teatro y cine; entiendo que escribe muy bien. Como ya dije, cuando uno pone empeño, cuando sabes lo que realmente quieres y vas a por ello, no es posible fallar...

En el siguiente capítulo revelaré las tres claves que definen el método. Para poder entender lo que te estoy proponiendo, que es tratar a tu paciente de manera global y causal, lo primero que tenemos que hacer es cambiar el paradigma o el criterio tradicional que tenemos de la salud y de la mecánica corporal, en este caso.

Es un cambio de paradigma, salir del enfoque convencional. Si seguimos atados a las enseñanzas clásicas y lo que vemos en la "medicina oficial" o convencional, nos limitaremos al tratamiento del síntoma de "me duele aquí, pues me tomo este medicamento". Es un criterio sintomático de salud Alopático.

Para poder entender mi Método Cadenas Miofasciales®, que te va a permitir llegar a tratar el origen mecánico del problema, tenemos que cambiar el chip y entender que tenemos que analizar la salud y la mecánica corporal desde otro punto de vista totalmente distinto.

Por lo tanto, lo que vamos a encontrar en el siguiente capítulo son todos esos puntos necesarios para poder empezar a avanzar y abrir horizontes a una nueva óptica.

Capítulo 2
Las claves que definen el método

Cuando descubrí la osteopatía y empecé a estudiarla comprendí que suponía "cerrar el círculo". Era el sendero que yo estaba buscando. Acababa de descubrir una disciplina que respondía a todas esas preguntas que llevaba haciéndome desde que estaba en la universidad. Y así fue: la osteopatía me aportó un montón de recursos pero, sobre todo, me regaló el concepto de tratamiento global y un modelo de salud específico. Este modelo mecánico de salud es fundamental para llegar a tratar y prevenir el origen mecánico del dolor y las patologías.

A partir de este concepto, desarrollé lo que conocía de cadenas miofasciales, basándome en el método Mézières y el método RPG, que luego enriquecí con el método de Leopold Busquet y el método GDS. Ninguno de ellos tendría sentido si no se integraban esta nueva manera de entender la salud, enfocando los tratamientos y ensamblando un método de tratamiento propio.

El Método Cadenas Miofasciales® que vamos a desarrollar en este libro es la síntesis y la integración de la osteopatía y sus cuatro principios fundamentales. Abordando estos principios desde su enfoque fascial, integramos las técnicas y abordajes miofasciales, partiendo de que la reprogramación global surge de los distintos métodos de cadenas miofasciales.

Hemos incluido en este libro las claves del método, las partes más importantes, lo que debería conocer cualquier fisioterapeuta y osteópata que pretenda tratar la causa del dolor de sus pacientes. No es posible profundizar en todos los detalles metodológicos, pero intentaremos darte una orientación para que puedas comenzar a ver las posibilidades, sobre todo con tips especiales, claros y que te serán de gran ayuda en tu profesión. Detrás hay muchísimo más y hablaremos de cómo llevarlo todo a la práctica.

2.1. El Cambio de paradigma

Vamos a comenzar un capítulo muy importante, en el que explicaremos de dónde parte todo nuestro método, Es decir, vamos a esclarecer sus bases fundamentales y las claves de nuestro modelo terapéutico y de salud. Para eso, tenemos que cambiar algunas estructuras mentales que pueden condicionarnos.

Justamente, en relación con lo que comentaremos en este capítulo, conviene aclarar un término utilizado en el capítulo anterior, "la zona de confort". Tengo comprobado que el 83,7% de mis alumnos no tienen nada claro de lo que hablo. Romper con esta zona es crucial para poder entender las bases del método y, sobre todo, para poder aplicarlo correctamente.

Se suele relacionar la zona de confort con un lugar o estado placentero, inmediatamente asumimos que está ligado al bienestar. Curiosamente, no tiene por qué ser una zona de bienestar, ni eso es lo que la define. Para definir y entender la zona de confort, debemos relacionarla con los patrones inconscientes que nuestro cerebro tiene grabados, haciendo referencia a todo aquello que hacemos con facilidad y de forma automática, porque son comportamientos rutinarios.

Puede ser que estemos a disgusto con la vida que llevamos, con el trabajo profesional que desempeñamos o quizá con nuestra relación de pareja. Sin embargo, por mucho que deseemos salir, no podemos lograrlo. La zona de confort es, pura y duramente, la rutina. Es la rutina de nuestra vida o de nuestro trabajo y como toda rutina, cuesta mucho escapar de ella, romperla.

Seguramente, habrás visto en televisión alguno de esos programas que hablan de los 21 días. Ese es el tiempo que necesita tu cerebro, día tras día, para reprogramarse y romper con tu zona de confort. Hay personas a quienes les cuesta más y a otras les cuesta menos, pero es un modelo de acción que sirve para cambiar hábitos. Este concepto será muy importante para que cambies tu forma de tratar a tus pacientes.

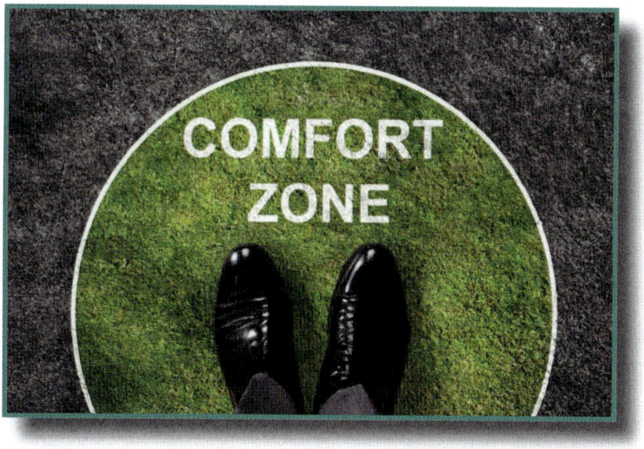

Por ejemplo, una persona que nunca ha hecho deporte y quiere empezar a hacerlo, tiene que romper los límites de su zona de confort y realizar un sobresfuerzo mental y físico para poder conseguir ese objetivo. ¿Qué implica eso? Calzarse las bambas, respirar hondo y obligarse a correr de buena mañana, día a día, hasta que su subconsciente se reprograme y entienda que esa es su nueva rutina. Otro ejemplo podría ser el de una persona que fuma y quiere dejarlo. Necesitas por lo menos 21 días para que tu subconsciente asimile la falta de tabaco y lo vea como algo consecutivo.

Si salir de la zona de confort implica básicamente un cambio, una transformación en tu vida será fundamental para adquirir un aprendizaje real. Es decir, cuando tengo que incorporar nuevos conceptos y muchos de ellos contradicen con aquello que sabía o creía saber hasta el momento, tengo que hacer un esfuerzo monumental para romper patrones. Esta es la clave para aprender y evolucionar. A lo largo de este método te vas a encontrar permanentemente con este tipo de situaciones. Así que, ¡vamos! Hay que mojarse. Respira hondo y disponte a salir de la zona de confort y, sobre todo, a disfrutar con un libro que empezará a transformar muchos conceptos.

2.2. El origen del método

Hoy en día, la mayoría de los profesionales del movimiento, la fisioterapia o la osteopatía conocen la terminología de cadenas musculares o miofasciales y también habrán oído hablar del sistema fascial. Sin embargo, son pocos los que conocen esta temática en profundidad e ignoran las distintas variantes, enfoques, organización y la metodología que existe sobre esta temática. Por ello es interesante entender la evolución de este concepto y cuáles son sus orígenes.

Françoise Mézières es la primera fisioterapeuta que, de alguna manera, habló de cadenas. Fue también la creadora del primer método de cadenas, al que bautizó simplemente como Método Mézières. Françoise planteaba por primera vez que los músculos no actuaban aisladamente, sino que se conectaban a través del tejido conectivo (la fascia) y actuaban en conjunto, de manera simultánea, con "efecto dominó". O sea que sus acciones se transmitían en cadena.

Según este método, todo se centraba en una cadena, la cadena posterior. De modo que el acortamiento de esta provocaba "lordosis" en distintos segmentos y en consecuencia aparecían las diferentes alteraciones ortopédicas (lordosis, cifosis, genu valgo). Siguiendo esta lógica, pues, muchos dolores o patologías tienen que ver con el exceso de la cadena posterior.

Su método se basa en un trabajo de estiramiento (o puesta en tensión global), del conjunto de la cadena posterior del cuerpo. A partir de ahí, el terapeuta irá reacomodando y realizando los diferentes reajustes en los distintos segmentos corporales. Posteriormente, aparecieron continuadores de su método. Profesionales que se habían formado en su método. Estos fueron enriqueciéndolo y agregándole elementos.

Entre ellos, mencionaremos en primer lugar a Philippe Souchard, creador del método RPG, que agrega a la cadena posterior de Mézières, una cadena anterior o cadena respiratoria. De esta manera, si bien la cadena posterior seguía siendo más importante, no se centraba en una sola cadena sino que agregaba esta segunda cadena cuyo acortamiento puede causar también otros desajustes que generen patologías. Souchard también creó un método para evaluar las dos cadenas y sus alteraciones. La base de su tratamiento utiliza distintas posturas de puesta en tensión global con variantes, pero que se basaban en dos posiciones globales de trabajo de puesta en tensión: la rana en el suelo y la rana en el aire.

También debemos mencionar a Leopold Busquet, quien creó el primer método al que llamó Las cadenas musculares. Leo fue el primero que popularizó el nombre de cadenas musculares, aunque luego cambió el nombre por el de Las cadenas fisiológicas e integró conceptos osteopáticos al concepto más ortopédico postural de los anteriores.

Busquet describe más cadenas que sus predecesores y su enfoque es anatomo-funcional. Organiza las cadenas en estáticas y dinámicas, anteriores y posteriores, cadenas cruzadas, viscerales y circulatorias. El método diagnostica en base a test de movilidad y elasticidad de las cadenas. Su enfoque terapéutico y correctivo trabaja las cadenas en los distintos sectores del cuerpo, de manera segmentaria otorgando menor importancia que sus predecesores a la puesta en tensión global.

Otro importante método de cadenas es el método GDS, creado por Godeliève Denys-Struyf y posteriormente perfeccionado por su colaborador, Philippe Campignion. Este método da mucha importancia a las tipologías posturales o corporales y al aspecto psico-comportamental de las cadenas. Es decir, de qué manera la personalidad y lo comportamental influyen en nuestras actitudes y en nuestra postura a través de las cadenas miofasciales. Desde el punto de vista clínico, la evaluación se centra en factores posicionales, reconocimiento de reparos y huellas, así como la observación de la actitud postural. El tratamiento y la fase correctiva es bastante analítica puesto que se aplican técnicas para cada músculo de la cadena, en las distintas partes del cuerpo.

En esta síntesis de los métodos de cadenas cabe mencionar el método de Tom Myers denominado Vías anatómicas. En este caso, Myers que se enfoca en el Rolfing para crear un "mapa anatómico", describe distintas cadenas o vías que representan conexiones anatómicas. A partir de ahí diseñó un método para tratar las distintas cadenas con técnicas miofasciales estructurales que vienen del Rolfing combinadas con posturas de estiramiento.

Por último, cabe destacar a ThérèseBertherat, quien despuntó en la década de los 80. Actualmente se sigue utilizando su método Antigymnastique (Antigimnasia), que es una aplicación del método Mézières y del método RPG en el autotratamiento que se realiza fundamentalmente en clases colectivas. Utiliza elementos como pelotas, cañas y otros recursos para trabajar distintas partes del cuerpo. Se basa en la toma de consciencia de dolores y bloqueos a través de recursos sensoperceptivos para luego autotratarlos y corregirlos a través de indicaciones progresivas a cargo del terapeuta o monitor.

Con esta síntesis, hemos querido destacar la historia y evolución de los métodos de cadenas aclarando que hay muchos más, pero tratamos de centrarnos en los más representativos.

2.3. El Modelo de Salud

Estamos acostumbrados al modelo clásico o alopático de salud, que es aquel en que se basa la medicina convencional. En definitiva, se centra en síntomas y en patologías. Esto es tan simple como: si yo tengo dolor en la zona lumbar, el diagnóstico es lumbalgia, si tengo dolor en la zona cervical será cervicalgia; si me duele una rodilla gonalgia, si me duele el codo es probablemente una tendinitis, o si me duele el hombro tengo una tendinitis del supraespinoso.

Este modelo convencional, sea como sea, define el problema a través del síntoma y después intenta explicarlo a través de la patología. Ya sabes cómo es el proceso: te duele la zona lumbar y la pierna izquierda, vas al médico por una solución, te manda a hacer una radiografía o una resonancia y se descubre que la molesta lumbo-ciática que tanto duele ahora es una hernia discal.

Los síntomas, según nuestro enfoque, constituyen una referencia que vamos a tener muy en cuenta pero sólo es una referencia. Cuando un paciente viene a nuestra consulta queremos aliviarle sus síntomas, eso está clarísimo. Con cualquier enfoque que utilicemos para tratar, nuestro objetivo será siempre eliminar o disminuir ese síntoma.

Pero sólo tiene que ser una referencia, no el elemento clave en el que me voy a centrar para aplicar un tratamiento. El concepto alopático sólo mira el lugar del síntoma y las estructuras anatómicas que duelen, utilizando como única referencia a la patología para explicarlo. A nosotros, en cambio, nos interesa saber cuál es el origen de ese síntoma, creemos que debe haber otros motivos que expliquen ese dolor y, sobretodo, que hay que buscarlo en todo el cuerpo.

Nuestro enfoque, que se puede considerar dentro de los enfoques holísticos o globales, intenta explicar el origen, es decir, buscamos la causa y el porqué de ese síntoma. Nuestro método se centra en la causa mecánica del problema, en determinar los desajustes biomecánicos que presenta el cuerpo que, si les seguimos la pista, nos llevaran a explicar el porqué del problema. O sea, un mismo síntoma se puede explicar de muchas maneras y se debe tratar de manera diferente según el caso.

Lo primero que debemos preguntarnos sería: ¿Es la patología la causa del dolor? Afortunadamente, cada vez salen más estudios científicos, ensayos clínicos y artículos basados en la evidencia de los pacientes de su día a día, que demuestran que la patología, en la mayoría de los casos, no permite explicar el dolor y mucho menos su causa.

Encontramos pacientes con patologías severas que no tienen síntomas. Hay pacientes que pueden tener una hernia discal importante y no haber tenido en su vida una ciática, mientras que hay otros que no presentan ninguna patología y sin embargo sienten mucho dolor. En definitiva, que lo que se muestra en la resonancia o la radiografía no es el elemento clave para explicar el dolor que tiene esa persona.

Esto ya se ha evidenciado en diversos estudios científicos y deja claro que no podemos seguir buscando la explicación de la mayoría de los dolores en el terreno de la patología. No obstante, debemos dejar claro, que existen casos en los que la patología es lo suficientemente severa como para explicar el dolor y, evidentemente, se deben tomar acciones enfocadas a ella. Pero esto ocurre en menos del 10% de los casos que tratamos.

Si nos basamos en el concepto clásico de salud, se entiende que entre el estado de bienestar del organismo donde hay una ausencia total de enfermedad y el dolor, la patología y la enfermedad, prácticamente no hay nada en medio. No tenemos donde buscar la explicación del síntoma. Por lo tanto, sólo nos queda centrarnos en el síntoma, aplicar técnicas locales y sintomáticas.

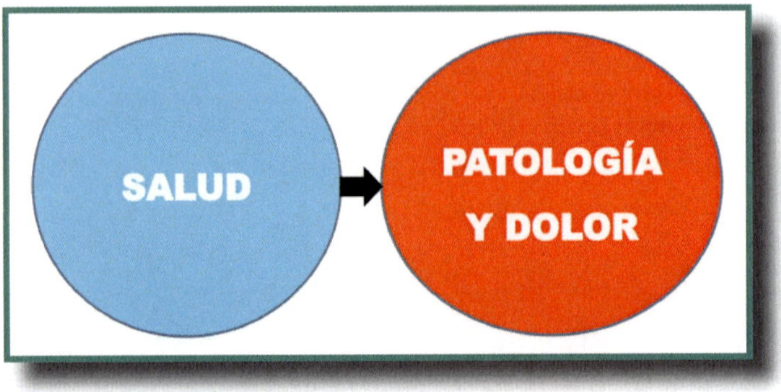

MODELO CLÁSICO DE SALUD

Si realmente funcionáramos así, como explicamos que yo ayer estaba perfecto, pero me levanté esta mañana, me agaché para ponerme los zapatos y sentí un dolor espantoso en la zona lumbar. Es afirmar que hasta ayer mi salud era perfecta, pero hoy tengo lumbalgia. Voy al médico, le explico mi problema y me indica lo que yo ya sé: "tiene una lumbalgia o una contractura lumbar".

Obviamente, me duele la zona lumbar, así que es una lumbalgia. Entonces realiza una radiografía, una resonancia y, si hay suerte, a lo mejor encuentra que tengo un principio de hernia discal o de artrosis en la zona lumbar. Entonces el médico tiene una "explicación" para mi repentina patología. Sin embargo hasta ayer no había tenido una lumbalgia en la vida y hoy sí la tengo, ¿qué ocurrió en tan poco tiempo?

En este puzle faltan un montón de elementos para poder explicar qué cambio entre ayer y hoy para que se diera esta situación, porque la artrosis o la hernia discal no aparecieron durante la noche. Lo más probable es que, si estaban, se hayan instalado hace tiempo.

En nuestro enfoque, en cambio, buscamos lo que hay detrás de la patología. Iniciar un camino diferente al que nos han enseñado en la universidad, donde el enfoque es el tradicional, salvo que tengamos la suerte de que algún profesor nos abra un poco la mente.

En definitiva, nuestra intención es buscar más allá de la patología. Para ello tenemos que cambiar ese concepto o modelo de salud. Entender que, entre la salud y la patología, entre ayer a la noche que estaba perfecto y hoy por la mañana, cuando me he quedado clavado, algo tuvo que haber pasado. Hay una serie de explicaciones, hay un proceso o una secuencia de procesos que pueden explicar porque hasta ayer no había nada y hoy aparece lumbalgia o ciática.

Tenemos que investigar todos estos procesos que, obviamente, no se van a encontrar en una radiografía o resonancia. Tenemos que aprender a rastrear y tener en cuenta otras señales que hasta hoy no nos han enseñado a apreciar. Todo ese campo amplio que nosotros llamamos patología funcional. Es la patología la que no se ve.

¿Cómo podemos definir a esta "patología invisible"?

Como un proceso de alteraciones que desequilibran la biomecánica corporal. Esta sería la definición de patología funcional desde el punto de vista mecánico y el enfoque que daremos a nuestra terapia o método de tratamiento.

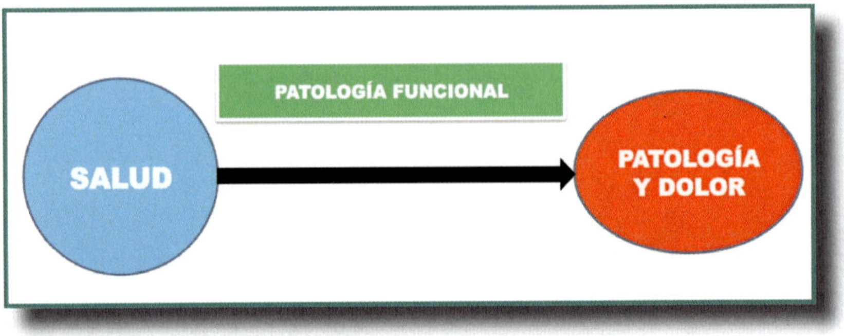

MODELO FUNCIONAL DE SALUD

La patología funcional la podemos ver desde distintas áreas. Desde el área química, metabólica o nutricional. Por ejemplo, entendemos que una mala nutrición, la toxicidad del organismo y las alteraciones metabólicas van a alterar la salud. También podríamos investigar la patología funcional analizando los comportamientos y las emociones de la persona, pero nosotros no vamos analizar estos aspectos. Son áreas que se podrían integrar en el área mecánica. Profundizaremos en ello más adelante, pero nosotros vamos a centrarnos concretamente en el análisis biomecánico. Pero será un análisis biomecánico desde un punto de vista diferente al tradicional.

¿En qué nos beneficia saber lo que está detrás de la patología?

Entender lo que causa una patología, saber lo que origina ese síntoma y ese dolor que atormenta a tu paciente, te va a dar la posibilidad de aplicar técnicas en función del origen y no simplemente en función de su síntoma. Sabrás donde está el dolor (eso lo sabe cualquiera) pero fundamentalmente sabrás lo que lo está produciendo.

Si entendemos el proceso que llevó al dolor y a la patología, podemos solucionarla de forma mucho más eficaz. Por ejemplo, si a alguien le duele la zona lumbar y me limito a hacerle un masaje para relajarle, me estoy centrando solo en el síntoma a partir del enfoque tradicional.

Nosotros nos centraremos en comprender el origen mecánico de ese dolor o síntoma, en vez de tirarnos de cabeza para probar a aliviarle la lumbalgia machacando la zona lumbar. En su lugar, voy a explorar todo el cuerpo porque nuestro enfoque es global para averiguar cuáles son los desajustes que llevaron, a través del esfuerzo que hizo esta mañana al calzarse los zapatos, a "contracturarse" la zona lumbar y a la consecuente lumbalgia o ciática. ¿Cuál es el beneficio?

El beneficio es que usando este método, en lugar de centrarte solo en el síntoma te vas a centrar en el origen de este. Si yo corrijo los desajustes, el síntoma va a desaparecer y además, podrás prevenirlo.

Cuando solo se trabaja el síntoma, puedo aliviarlo, pero el desajuste va a seguir en el cuerpo y seguramente se va a volver a generar, por el contrario, si yo trabajo sobre el origen, estoy reequilibrando el cuerpo, reajustándolo y es mucho más probable que el síntoma no se repita.

En definitiva, el paciente lo que quiere es aliviar el dolor. Por eso todos queremos solucionar el síntoma. El tema es que desde nuestra perspectiva el síntoma no es el referente; para quitarlo tenemos que explorar el conjunto corporal, solo así lo vamos a quitar de verdad. De lo contrario, lo único que me queda es "machacarlo" una y otra vez, a ver si por casualidad eso me ayuda a aliviarlo, pero nosotros sabemos que ese dolor es la consecuencia de todo este desajuste. Por eso en muchos casos, cuando yo trabajo solamente sobre el síntoma ni siquiera alivio ese dolor que tanto nos preocupa, incluso puedo perjudicarlo más, puedo aumentar el dolor, reactivarlo más.

Nosotros, desde nuestro enfoque, por supuesto que vamos a eliminar la sintomatología, pero tratando la causa. Ese es el objetivo.

Evidentemente, todos queremos solucionar el síntoma, y no está prohibido aplicar técnicas sintomáticas sobre la zona de un dolor en concreto. No es que nosotros lo rechacemos, pero sabemos de sobras que, si trabajamos a ciegas sobre el dolor, sin saber por qué se generó, es muy probable que termine haciendo más daño.

En cambio, si yo entiendo por qué se generó, puedo corregir los desajustes, trabajar sobre él y potenciar todavía más el resultado. No es que esté prohibido o sea erróneo trabajar sobre el síntoma, pero entendamos por qué y corrijamos primero los desajustes. Después podemos aplicar técnicas sintomáticas en la medida que sea necesario y que esté acorde con nuestro análisis.

"El objetivo del médico debería ser encontrar la salud, las enfermedades las puede encontrar cualquiera".

Andrew Taylor Still (creador de la osteopatía).

La frase de A. T. Still tiene mucho que ver con lo que hablamos sobre las patologías. Una patología es fácil de detectar. Simplemente mando hacer una radiografía y ya sé lo que es. El síntoma es cómodo de diagnosticar: me duele la lumbar, pues es una lumbalgia, "blanco y en botella". Pero nuestro trabajo es encontrar el camino a la salud.

El modelo de salud que estamos intentando explicar, justamente se basa en el concepto osteopático de salud, esto es: la alteración de la movilidad entre las estructuras corporales determina las lesiones. Cuando hay desajustes que bloquean o alteran la movilidad entre distintas estructuras, se generan compensaciones en el cuerpo, que en definitiva te van a llevar al síntoma.

Para ello, tenemos que basarnos en un análisis biomecánico. El problema es que, si nos quedamos con el análisis biomecánico clásico, que se basa en analizar ejes y planos de movimiento, articulación por articulación, seguimos trabajando de forma analítica. Seguimos centrándonos en la zona del síntoma y en el segmento involucrado. Y si queremos ir más allá, esto de analizar articulación por articulación se convierte en un trabajo sumamente complejo y que no nos va a llevar a lo que buscamos, los desajustes que están causando el problema.

También caeremos nuevamente en la visión analítica si evaluamos la postura basándonos en conceptos ortopédicos. Definir si alguien tiene escoliosis, cifosis o hiperlordosis es una obviedad. Se puede decir que es fácil de determinar, con una radiografía, con una simple observación o test ortopédico, pero seguimos centrándonos en la patología, en la consecuencia. Nuestros recursos para corregirlas se limitan enormemente, solo vemos "el hueso", la articulación y en el viejo concepto de "enderezar", forzando la corrección como si en lugar de tratar el cuerpo de una persona quisiéramos alinear un mástil que se estropeó...

¿No crees que debe haber algo más detrás de esa escoliosis? ¿Qué tal si en lugar de forzar correcciones sobre el síntoma aprendes a descubrir el origen mecánico del desajuste?

No te alarmes. ¡Por supuesto que vamos a tener en cuenta la patología! Como hemos dicho antes, a veces la patología, por la evolución o el grado, sí puede convertirse en parte de la causa. Y también tenemos que tenerla en cuenta porque hay casos que ya no podemos tratar, porque el grado de desgaste y de deterioro que puede tener alguna estructura ya no nos permite revertirlo desde la causa. Pero en el 90% o más de los casos sí podemos revertir la situación, siempre que no nos quedemos solamente con lo que nos aporta la radiografía. Insisto en que lo tendremos en cuenta, pero no será la base de nuestro enfoque.

Entonces, ¿en qué nos vamos a centrar? ¿En qué se basa nuestro análisis biomecánico? Responde a una "biomecánica global", a un modelo de funcionamiento de la mecánica corporal que integre las distintas partes del cuerpo. Nos vamos a apoyar fundamentalmente en el concepto de sistema fascial y a partir de ahí vamos a desarrollar el estudio de las cadenas miofasciales. En eso nos vamos a centrar para desarrollar todo el tratamiento.

Como ya sabrás, la fascia es el tejido conectivo: imagínala como una gran tela de araña que envuelve y comunica las distintas partes del cuerpo. Está alrededor de cada estructura, cada hueso, cada músculo, cada órgano. Tiene una presencia sin solución de continuidad, conecta y envuelve otra estructura, construyendo una red omnipresente.

Expliquemos las cadenas miofasciales. En primer término, lo enfocamos como el "sistema fascial ordenado": cada cadena representa un sector de ese sistema fascial que genera un determinado patrón postural.

Nuestro modelo se basará en analizar cualquier desajuste de las cadenas miofasciales para llegar al origen mecánico del dolor y de la patología. Como premisa principal, nuestro modelo preventivo y correctivo no pone el foco en la patología ni en el dolor. En su lugar, centraremos los esfuerzos la evaluación biomecánica del cuerpo, que será la clave para solucionar cualquier problema del paciente. Por ende, la acción correctiva se centrará en corregir esa disfunción que se generó en el cuerpo, partiendo de estas cadenas.

2.4. La biomecánica global

Para explicar este modelo de funcionamiento del cuerpo, nos vamos a basar en el sistema fascial. Recordemos que el sistema fascial o la fascia no es otra cosa que el tejido conectivo visto de una manera global. Es el elemento anatómico que envuelve y conecta todas las estructuras del cuerpo, una gran telaraña que provoca que en el cuerpo no haya nada aislado del resto. Te aseguro que todo lo que sucede en una parte del cuerpo repercute en el conjunto de este. Es decir, lo que te ocurra en el pie puede tener consecuencias en el cuello o el hombro. Si partimos de esta idea, no podemos continuar pensando que los problemas que nos ocurren son aislados y que necesitan soluciones analíticas o segmentarias.

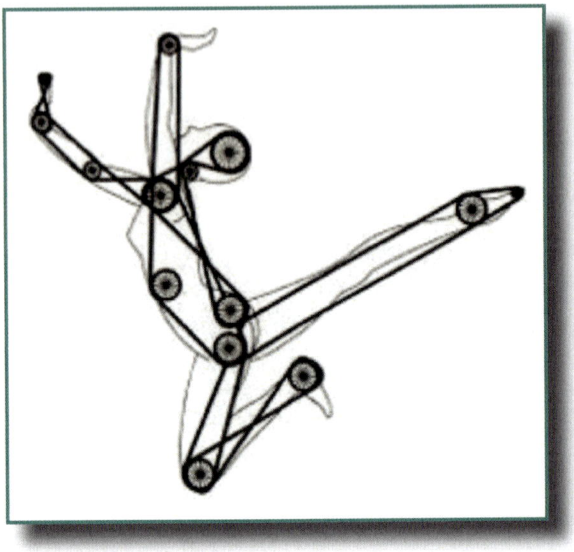

IMAGEN EXTRAÍDA DEL LIBRO "LAS FASCIAS" DE S. PAOLETTI

Todo problema, desequilibrio o sobresfuerzo que yo haga con alguna parte del cuerpo tendrá siempre consecuencias en el resto. Y es la fascia ese elemento anatómico que nos permite hacer esta conexión permanentemente. Esto es anatomía pura. Por eso, ya son muchos los que hablan de fascia, o los que empiezan a hablar de ella como elemento clave para entender la mecánica corporal y para diseñar las técnicas manuales y de fisioterapia más efectivas.

La osteopatía es una de las primeras disciplinas que empezó a hablar de fascia. A. T. Still fue quien la mencionó como un elemento fundamental en el tratamiento global en el siglo

XIX, pero no fue hasta mediados del siglo XX cuando Françoise Mézières nos explicó por primera vez la "cadena miofascial". En los últimos 30 años, los investigadores dentro de la terapia manual han trabajado mucho sobre el concepto de fascia y hoy en día es un concepto que se encuentra en auge. Aunque, naturalmente, no todo el mundo lo interpreta de la misma manera.

Todos estos conceptos son fundamentales para cualquier enfoque de la medicina. Es importante para todos los que trabajan con el cuerpo y el movimiento en su faceta terapéutica o preventiva. En el mantenimiento y conservación de los deportistas de élite, por ejemplo, presentaría grandes ventajas. Como ya he dicho, nosotros no erradicamos la posibilidad de ir al síntoma, pero hay que entender primero por qué. Si aplicamos técnicas sintomáticas comprendiendo el origen, no perjudicamos al paciente, sino que favorecemos al alivio de este. Trabajemos desde la globalidad, porque ahí vamos a solucionar de raíz el problema.

La mayoría de los pacientes que llegan a mi consulta vienen sabiendo que los voy a tratar de manera distinta a la convencional, incluso de manera diferente a la mayoría de los osteópatas. Casi todos los que acuden a nosotros ya han oído hablar del enfoque global, han leído artículos o se los ha explicado algún paciente, pero eso no evita que haya algunos pacientes que no se lo esperan.

Yo les digo a mis alumnos que tienen que hacer docencia, pero claro, para explicarlo a un paciente primero tengo que experimentarlo, tengo que haberlo internalizado y estar convencido de mi enfoque. Siempre les cuento que, normalmente, cuando tratamos con un paciente al que le duele por primera vez la espalda, va a ser más difícil de explicárselo. Pero cuando viene alguien que desde hace tiempo tiene un problema que no se le soluciona o que "va y viene todo el tiempo", es mucho más fácil que lo entienda. Porque después de tanto tiempo y de haber ido a tantos fisioterapeutas, si sigue con el problema es porque evidentemente lo han enfocado de una forma errónea.

Lo que siempre debemos transmitir al paciente es que, si de verdad quiere solucionar su problema, tiene que salir de tu zona de confort, cambiar el chip y entender que para corregirlo deberá aceptar que debemos enfocarnos globalmente. Que su síntoma es la consecuencia de un desajuste que procede de otras partes del cuerpo. A partir de aquí, se le podrían dar más o menos explicaciones al paciente, conforme a su capacidad de entender estos conceptos. Algunas ya tendrán esa información, porque hay pacientes que vienen del mundo del yoga o del pilates, disciplinas que ven el cuerpo de una manera más global.

Es distinto si el paciente es una persona que "lo quiere todo para ayer". Muchos viven en el concepto de inmediatez, de solventar de forma rápida el problema. En cambio, el que lleva tiempo con una patología tiene como concepto de inmediatez aliviar el dolor o tener una calidad de vida mejor. Y entiende que debe hacer algo distinto, porque lo que ha estado haciendo no le funciona.

Es muy importante cómo nos comuniquemos y cómo podamos explicarlo. Está claro que hay que tener todo un conocimiento detrás para saber comunicar las emociones y saber la mejor manera de transmitir seguridad a nuestros pacientes.

2.5. El modelo de tensegridad fascial

Ya hablamos del sistema fascial. A continuación, partiremos de él para explicar u organizar la biomecánica. Una biomecánica global a partir del modelo de tensegridad. Lo primero que hay que aclarar para "los tecnicistas" de mi área, es que cuando nosotros hablamos de biomecánica global, no nos estamos refiriendo a una biomecánica en el sentido literal ni en el sentido clásico de la palabra. En realidad, lo que vamos a analizar es un modelo de funcionamiento del cuerpo diferente al tradicional y que se va a basar en una visión global del mismo. Vamos a desarrollar esta biomecánica, este modelo de funcionamiento global, a partir del modelo de tensegridad.

El modelo de tensegridad es un modelo arquitectónico de principios del siglo XX, creado por Kenneth Snelson y Buckminster Fuller (quien lo perfeccionó y profundizó). Como modelo de arquitectura, la tensegridad es un principio estructural basado en el empleo de componentes aislados comprimidos, que se encuentran dentro de una red tensada continua, de tal modo que los miembros comprimidos, generalmente barras, no se tocan entre sí y están unidos únicamente por medio de componentes traccionados, habitualmente cables, que son los que delimitan espacialmente dicho sistema. El término tensegridad, proviene del inglés (tensegrity) acuñado por Buckminster Fuller como contracción de tensional integrity (integridad tensional).

Lo que hace la medicina manual, fundamentalmente los investigadores del sistema fascial, es tomar este modelo arquitectónico para poder explicar el funcionamiento del sistema fascial en el cuerpo y así entender la globalidad.

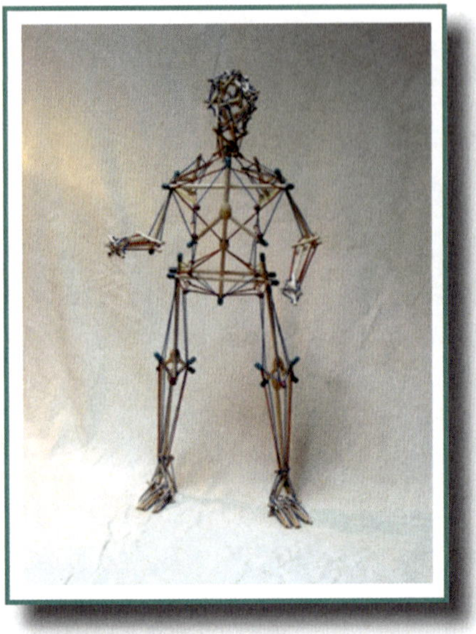

MODELO DE TENSEGRIDAD

Para llevar este concepto al área biomecánica, lo primero que tenemos que entender es nuestro concepto de sistema fascial. ¿Cómo vamos a interpretarlo nosotros? Partiendo de la base de que la fascia es el elemento que conecta todas las estructuras del cuerpo.

Partimos de que todas las estructuras están conectadas entre sí y no debemos olvidar que están dirigidas por el sistema nervioso central, que envía las órdenes o estímulos para que el sistema fascial actúe de una u otra manera. Así, habrá estímulos que ocasionan que las vísceras aumenten su metabolismo, por ejemplo, o que un músculo aumente o disminuya su tono.

Estas modificaciones que parten del sistema nervioso, van a influir en todas las estructuras del cuerpo. Cuando nosotros hablamos del sistema fascial, no nos referimos simplemente a la fascia o el tejido conectivo, sino que estamos incluyendo todas estas estructuras al mismo tiempo. Si trabajamos la fascia o la miofascia, estamos actuando tanto sobre el músculo como sobre el hueso, la articulación, en definitiva, sobre toda la anatomía en movimiento.

Es importante aclarar este punto porque los que habitualmente hablan de fascia o sistema miofascial, pretenden aislar la fascia del resto, algo que es imposible o se refieren solamente a fascia y músculo, que sería la miofascia. Y nosotros entendemos que el sistema fascial incluye cualquier estructura que haya en el cuerpo.

A partir de este concepto, cuando nosotros trabajamos sobre una articulación estamos tratando todo el sistema fascial en conjunto y vamos a afectar o influir tanto en la víscera como en el músculo o la articulación. Y si estamos trabajando sobre un músculo también vamos a influir sobre la articulación, como sobre la víscera. Esto es clave para poder entender el concepto de globalidad y para poder aplicar nuestro método. Actuar sobre la fascia es tratar el todo. No podemos abordar cada "cachito" de tejido por separado.

En general, hoy en día, es muy común escuchar a docentes de disciplinas teóricamente globales que enseñan que hay que tratar cada tejido por separado. Si el problema es articular, aplicar una técnica articular. Si es muscular, técnica muscular, si es fascial, técnica fascial. Si yo pretendo tratar una articulación, esta está incluida en el sistema fascial (ya sabemos que todo está conectado), yo puedo tratar la articulación con una "técnica fascial". Hay que salir un poco de ese encasillamiento categórico que tiene la fisioterapia de que para cada cosa hay una técnica en concreto; una técnica articular para esto, una técnica muscular para lo otro, para lo de más allá una técnica fascial… El caso es que todo influye sobre el todo. Sobretodo con las llamadas técnicas fasciales, puedo influir sobre las distintas estructuras.

Ahora sí, vamos a organizar la biomecánica a partir del modelo de tensegridad. Partimos de que el sistema fascial es la comunicación entre todas las estructuras. Un sistema de tensegridad es un esquema arquitectónico que ha sido extrapolado al cuerpo. Ya explicamos qué es el concepto de tensegridad desde el punto de vista arquitectónico y a continuación vamos a intentar organizar el sistema fascial a partir de los mismos conceptos.

Cuando hablamos de sistema fascial, si nos basamos en el modelo de tensegridad, decimos que el cuerpo es un sistema de cuerdas y palos. Los palos son los huesos, por ejemplo. Podrían ser cualquiera de las estructuras que mencionamos dentro del sistema fascial, pero tomaremos un palo como sinónimo de la estructura más densa, el hueso. Y las cuerdas, que es el elemento continuo, es la fascia. El sistema fascial se puede explicar, desde el modelo de tensegridad, como todas las estructuras corporales que están flotación permanente o continua.

Viéndolo desde ese punto de vista, la fascia siempre va a generar alguna tensión a partir de las órdenes del sistema nervioso que es el "director de orquesta". Según las órdenes que llegan del sistema nervioso, constantes e inconscientes, incluso cuando estamos dormidos llegan órdenes del sistema nerviosos, el sistema fascial va a estar en un movimiento constante, en constante cambio de tensiones y esa tensión va a repercutir sobre las distintas estructuras del cuerpo.

Por eso, hemos de decir que el hueso, el músculo, la víscera, en definitiva, las distintas estructuras, están en un permanente movimiento (micromovimiento) o intertensión, incluso en posiciones absolutamente pasivas, como tumbados o durmiendo.

De este modo, las distintas estructuras estarán en un constante estado de flotación sostenidas por la fascia. Entonces, a partir de esta explicación, de este concepto de sistema fascial y de este modelo de tensegridad, nos vamos a referir al sistema fascial a partir de ahora también como Sistema de Tensiones Recíprocas (STR).

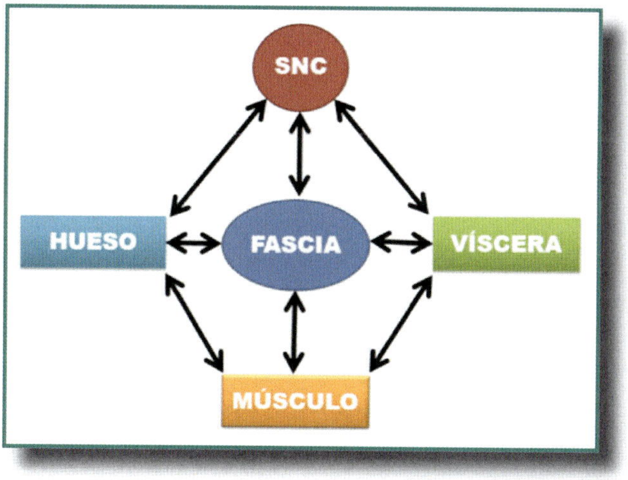

Sistema de tensiones recíprocas

Este es un concepto derivado de las Membranas de Tensión Recíproca (MTR), que proviene de la osteopatía craneal. Es el concepto que desarrolló W. Sutherland dentro de la osteopatía, que explica la conexión permanente y continua entre el cráneo con el sacro y sus influencias recíprocas. Nosotros vamos más allá y extendemos esta teoría relacional a todo el cuerpo a partir del sistema fascial.

Si analizamos un poco el concepto del que vamos a partir para describir la biomecánica global, que es el modelo de tensegridad, vemos organizado el cuerpo como un sistema de cuerdas y palos. Para nuestra organización, los palos serían básicamente los huesos y dentro de los huesos le vamos a dar una importancia fundamental a las zonas más densas del cuerpo. A esas zonas les llamaremos esferas primarias y puntos de anclaje primarios.

Para comprender mejor este concepto, las esferas primarias van a estar representadas por el cráneo, el tórax, la pelvis y una cuarta esfera, que sería el pie.

La primera referencia son los palos y equivalen a los huesos. Las cuerdas, como ya dijimos, están representadas por el sistema fascial al que, posteriormente, le vamos a dar un orden al que vamos a llamar cadenas miofasciales.

¿Qué es lo que caracteriza a estas cuatro zonas del cuerpo?

Que son las zonas más densas, estructuras donde el tejido óseo es muy representativo y tiene más densidad. ¿Por qué consideramos que estas son las zonas de anclaje prioritarias? Porque la fascia, como podemos leer en el libro deSerge Paoletti, Las fascias, toma su punto de anclaje en estas zonas. Si bien toma como punto de anclaje todas las estructuras, se va a fijar con más intensidad en las zonas más densas del cuerpo, que son cuatro esferas que hemos mencionado.

De esta manera, priorizamos la densidad ósea en zonas donde se va a fijar especialmente la fascia, por eso hablamos de zonas primarias donde la fascia toma un punto de anclaje fundamental.

Además de estas esferas primarias, del cuerpo surgen cuatro grandes núcleos de movimiento. Se trata de las zonas principales desde las cuales se mueven las distintas esferas. Estas son: el tobillo, la cadera, la zona escapulohumeral y las dos primeras vértebras cervicales, o sea, la articulación entre el occipital y la primera cervical, siendo más precisos.

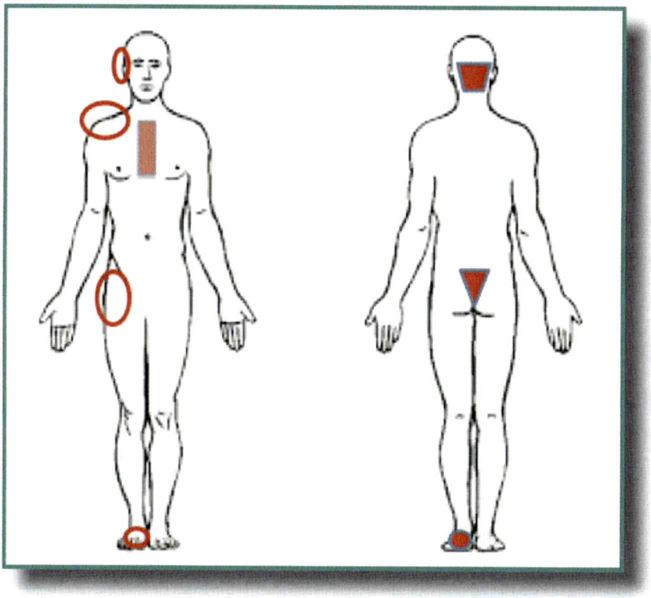

LOS PUNTOS DE ANCLAJE PRIMARIOS

Posteriormente, dentro de cada esfera, vamos a privilegiar una estructura primaria. Puesto que la esfera es una zona primaria del cuerpo vamos a priorizar en cada esfera una estructura primaria. Una estará en el plano sagital y las otras en el plano frontal. En el plano sagital destacamos el cráneo, el occipital, el tórax, el esternón, la pelvis, el sacro y en el pie el calcáneo.

En los planos laterales, nombraremos como puntos de anclaje primario: el temporal en el cráneo; la clavícula y la espina del omoplato en la cintura escapular; el ilíaco en la pelvis; y la articulación o los huesos escafoides y cuboides en el pie.

Partimos de definir estos puntos de anclaje primarios sobre los que se engancha el sistema fascial que, como dijimos, vamos a llamarlas cadenas miofasciales y nos van a servir para poder entender y organizar este sistema.

Entonces, el sistema fascial o las cadenas miofasciales son las cuerdas que van a mover, según sus cambios de tensión, a los distintos puntos de anclaje y a sus esferas primarias. Esos movimientos se van a realizar fundamentalmente a partir de los núcleos de movimiento primario que hemos mencionado antes, pero está claro que puntos de anclaje primario van a mover todas las estructuras del cuerpo y sus articulaciones. Nosotros nos vamos a centrar, para poder organizarnos y para aprender a analizar el cuerpo y evaluarlo, en las zonas primarias.

Capítulo 3
De la Fascia a las Cadenas

3.1. Todo empieza en la fascia

Como ya lo hemos mencionado, las cadenas miofasciales representan el sistema fascial, mejor dicho, las cadenas miofasciales son el sistema fascial. Sencillamente, al hablar de cadenas miofasciales, estamos ordenando al sistema fascial según su topografía y función. Por lo tanto, las cadenas miofasciales serán las que modificarán las relaciones entre las distintas esferas y los distintos puntos de anclaje, de acuerdo con las tensiones que tengan.

Según la relación de las distintas esferas corporales, los acortamientos en las cadenas o el aumento de tono generado, en uno u otro caso, producen modificaciones en la totalidad nuestra estructura. Las cadenas miofasciales van a determinar la postura, "la tipología postural".

Es decir, que esté más flexionado hacia delante o que mi postura sea más recta depende pura y exclusivamente de la acción de mis cadenas miofasciales. Por eso, una cifosis o una hiperlordosis es consecuencia de la acción de las distintas cadenas miofasciales y de su combinación. No es, por lo tanto, tan importante diagnosticar si nuestro paciente tiene una hipercifosis, sino determinar las cadenas que la están provocando, para poder comprender las compensaciones que generó ese cuerpo. De esta manera vamos a llegar, poco a poco, a la causa mecánica u origen de las distintas patologías o dolores que se presentan.

Las cadenas miofasciales son circuitos que conectan a los distintos puntos de anclaje (primarios, secundarios, terciarios...) y que van a estar dirigidas o coordinadas por el sistema nervioso. Como explicamos antes, todas las tensiones del sistema de tensiones recíprocas, que en este caso son las cadenas miofasciales, actúan a partir de las órdenes que llegan del sistema nervioso. Por lo tanto, la acción de las cadenas miofasciales sobre el cuerpo representa un patrón psico-neuromotor, cosa que vamos a apreciar analizando su tipología postural.

3.2. ¿Cómo funcionan las cadenas?

Partimos de la base que en un análisis del funcionamiento global es imposible separar la biomecánica del control del sistema nervioso. Mucho más cuando planteamos una fisiología corporal dinámica centrada en el sistema fascial.

Si el sistema nervioso es el "ordenador central" de este sistema, las informaciones que parten de él determinarán la respuesta mecánica de las cadenas miofasciales. Recordamos que los estímulos que llegan a nuestro sistema nervioso pueden venir básicamente de tres áreas diferentes. Una es el área física (traumático - mecánica). Tiene que ver con los esfuerzos que hacemos, las posturas, la forma de sentarnos, nuestra manera de trabajar y los deportes que practiquemos. Otra será el área emocional o comportamental. Aquí van a influir nuestras emociones, comportamientos y estado de ánimo; los nervios que nos puede generar una presentación, por ejemplo, o tener que hablar con nuestro jefe para pedirle aun aumento de sueldo o el estado de plenitud y satisfacción que supone pasar un buen rato con nuestra pareja. La tercera área es la nutricional, relacionada con lo metabólico o la química del cuerpo. Es decir, lo que comemos, lo que no comemos, lo que no comemos, los medicamentos que consumimos, etc.

Todos estos estímulos van a enviar un "mensaje" o una aferencia a nuestro sistema nervioso. Este la expresará en la mecánica corporal, en la postura, en el gesto. Y el medio para expresarlo serán las cadenas miofasciales.

En pocas palabras, nuestro cerebro está afectado por la parte química, física y emocional, y responde a estos estímulos con inputs que tienen sus consecuencias en el cuerpo. En definitiva, nuestras cadenas van a influir sobre nuestra postura y, simultáneamente, nuestra postura, que es el resultado final, es la consecuencia de los mensajes de nuestro cerebro.

Es importante remarcar esto: todas las órdenes, influencias y mensajes que recibe nuestro sistema nervioso, sean físicas, emocionales o nutricionales, siempre se van a modificar algo en el cuerpo, en la mecánica corporal, y esto se realiza a través de las cadenas miofasciales.

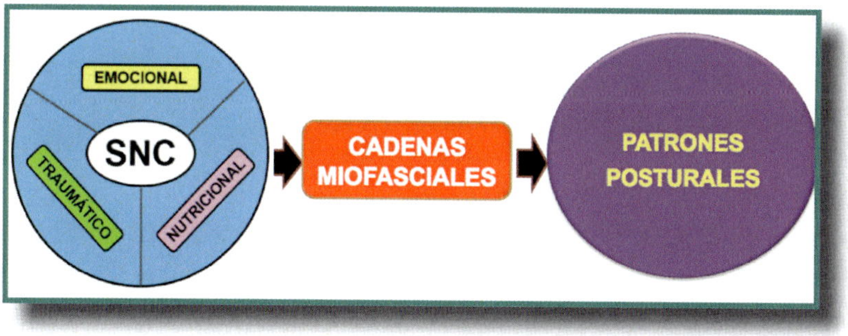

"Las Cadenas reflejan nuestro funcionamiento a través de la postura"

Por eso, de acuerdo a los estímulos que llegan al sistema nervioso, se activan unas cadenas u otras, y eso es lo que condiciona los cambios en mi postura y en mis actitudes corporales. En definitiva, esto se ve traducido a nuestros patrones corporales, nuestros patrones posturales o patrones de funcionamiento. Entonces, saber analizar el funcionamiento del cuerpo y la postura desde la óptica de las cadenas miofasciales será determinante para entender el proceso que lleva a dolores y patologías de distinto tipo y sobretodo, para poder tratarlas o prevenirlas.

Cuando la medicina convencional no encuentra la explicación a ese dolor por el que consultamos, cuando el médico manda a hacer radiografías y no encuentra nada. ¿Cómo lo resuelve? ¿Qué explicación le da al paciente? "Su dolor es psicosomático, el problema es emocional". ¡Todo es emocional!... porque las emociones siempre influirán en nuestras cadenas y en nuestra postura, como influirá nuestra alimentación o nuestro trabajo afecta nuestras cadenas y, si las sabemos analizar podremos corregir ese "dolor psicosomático".

Lo que nosotros estamos diciéndole al médico es que justamente la emoción tiene mucho que ver con el cuerpo, es algo que se refleja en las cadenas y genera una determinada mecánica que, en consecuencia, genera un dolor. Evidentemente, cuando hay un problema emocional importante no voy a solucionarlo trabajando sólo las cadenas, pero podemos corregir parte del problema y derivarlo en interconsulta a un psicólogo u otro profesional especializado.

Es importante destacar que nos centramos en la función estática de las cadenas miofasciales. Es decir, si las tensiones se expresan a través de nuestras cadenas, van a determinar nuestra estática o serán claves en el control postural, que va a estar determinado por los distintos estímulos mencionados.

Pero no debemos olvidar que el funcionamiento de nuestra estática será determinante para la dinámica corporal. Del buen equilibrio estático que tengamos dependerá la ejecución de nuestros movimientos. En conclusión, el movimiento es consecuencia de nuestro control postural y, por lo tanto, las alteraciones de movimiento que podamos tener, van a ser consecuencia del funcionamiento de nuestras cadenas que determinan nuestra estática.

3.3. Cómo se organizan las Cadenas Miofasciales

Partiendo del modelo de tensegridad, del sistema de tensiones recíprocas, las cadenas son las cuerdas del sistema. Las cadenas miofasciales nos permiten organizarlo en seis cuerdas que tienen una determinada distribución topográfica, es decir, que conectan determinadas zonas del cuerpo. Pero lo más importante es que cada cadena tiene una función específica, cada cadena representa un patrón determinado. Es decir, la acción estática de cada cadena determinará un patrón que influirá en nuestra postura y en nuestros gestos.

La biomecánica global que proponemos se organiza a partir de 6 cadenas miofasciales. Hay dos cadenas profundas, la cadena de inspiración y la cadena de espiración. Cada cadena representa un patrón. La cadena de inspiración determina posturalmente un patrón de inspiración, mientras que la de espiración se expresa posturalmente mediante un patrón de espiración. Si bien estas cadenas tienen mucho que ver con la respiración, estamos hablando del patrón postural que representa cada cadena.

Describiremos también cuatro cadenas superficiales que son: la cadena de extensión, la cadena de flexión, la de apertura y la de cierre. Las dos primeras se disponen en el plano sagital, fundamentalmente en la línea media del cuerpo. Representan los patrones de flexión y extensión. Las dos últimas, apertura y cierre, se disponen en el plano frontal, en las zonas laterales del cuerpo. Son las responsables de patrones abducción-aducción y rotación externa-interna. Esta es la síntesis de todas las cadenas.

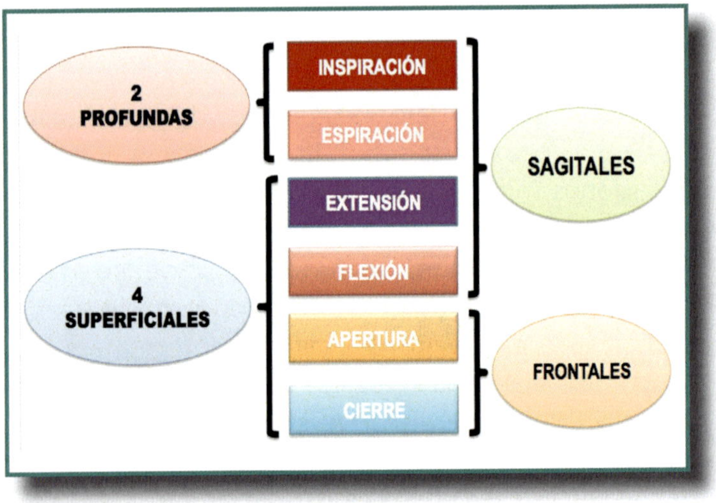

Organización de las Cadenas Miofasciales

Para aclarar el funcionamiento y la organización de las cadenas, si bien podemos definir seis cadenas, las dos profundas, en la práctica, funcionan como una misma cadena sinérgica. O sea, que podemos considerar una sola cadena profunda, cadena de inspiración/espiración, que determina dos patrones complementarios.

http://l.ead.me/bazCi1

3.4. Descubriendo las Cadenas

Vamos a describir brevemente las características y componentes de cada cadena. En la siguiente imagen podemos ver un mapa de las cadenas miofasciales que nos permite tener una imagen visual, una síntesis del recorrido y la topografía de estas vías de comunicación entre las distintas estructuras y puntos de anclaje que describiremos a continuación.

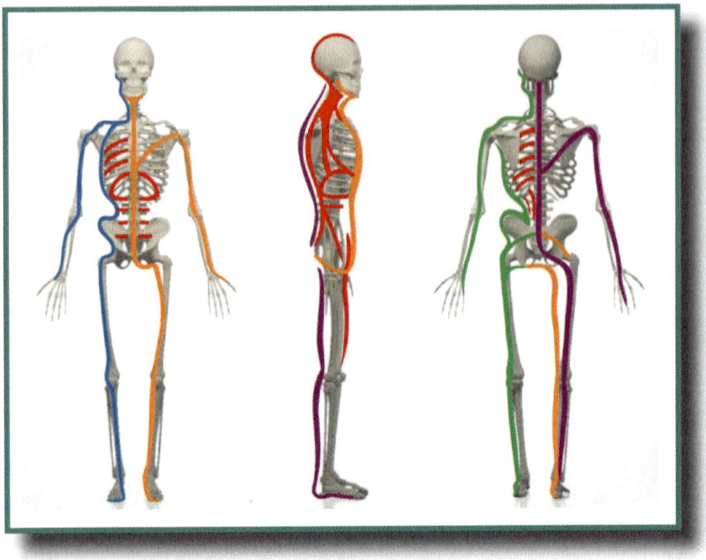

Cadena de inspiración

La cadena de inspiración está representada por las fascias y los músculos profundos, y ocupa especialmente la zona posterior del cuerpo. Los principales componentes musculares de esta cadena son los músculos intervertebrales, transverso espinoso, el músculo largo del cuello, el diafragma y el transverso. El patrón de inspiración constituye el equivalente a una apnea inspiratoria, una rectificación y enderezamiento general.

La cadena de espiración, que comparte componentes miofasciales con la anterior (hay músculos que pueden ser comunes en ambas cadenas) estará representada fundamentalmente por los músculos y las fascias de la parte anterior y profunda del cuerpo.

Tendrá una relación directa con el sistema visceral y con los músculos que la representan, especialmente con los escalenos, los psoasilíacos, la fascia mediastínica y también se incluye diafragma como parte de estafascia mediastínica. Cuando esta cuerda está acortada el cuerpo se aplasta y las curvaturas aumentan.

Como puede verse, estas cadenas, tanto la de inspiración como la de espiración, son importantes en el plano sagital del tronco. En los miembros superiores tiene muy poca importancia y en los inferiores podemos destacar solamente el cuádriceps.

La cadena de extensión está representada por los músculos que conectan la línea media posterior del cuerpo, fundamentalmente conectan el punto de anclaje occipital con el punto de anclaje sacro y el calcáneo. Entre los componentes musculares cabe mencionar, principalmente, a los paravertebrales, el músculo glúteo mayor, semimembranoso y semitendinoso, el sóleo y la fascia plantar. En el miembro superior pasa fundamentalmente por la parte posterior, aunque no es muy importante su acción en esta zona.

El patrón que genera la cadena de extensión es la proyección hacia delante. Imaginemos la cuerda de un arco, me acorta por detrás y me proyecta hacia delante.

La cadena de flexión recorre la línea media anterior del cuerpo, conectando de arriba hacia abajo el esfenoides a través de las apófisis pterigoideas. Ahí nace esta cadena, representada por músculos pterigoideos internos y por los músculos faríngeos; luego continúa con los músculos hioideos, conectando el cráneo con el esternón, sigue por los rectos mayores del abdomen y toma el punto de anclaje en el sacro y en el coxis, a través de toda la musculatura perineal incluyendo el piramidal derecho.

Prosigue en los miembros inferiores a través de los aductores, gemelo interno para terminar en el aductor del primer dedo. A nivel del miembro superior, esta cadena recorre la parte anterior del miembro superior.

La cadena de apertura conecta las partes laterales por el plano posterior del cuerpo. En este caso conecta al temporal con el acromio-clavicular a través del músculo trapecio superior y supraespinoso, luego conecta con las costillas mediante el músculo serrato mayor. El oblicuo mayor la conecta con la pelvis. Continúa por la pelvis donde destaca el glúteo medio y los pequeños músculos que conectan el isquion con eltrocánter (géminos, cuadrado crural, piramidal izquierdo, etc.).

Desde ahí sigue el recorrido hacia el miembro inferior por el bíceps femoral y la parte posterior del tensor de la fascia lata, para continuar con los peroneos laterales y terminar en el pie.

A nivel del miembro superior esta cadena no es muy importante, pero va a atravesar los planos posteriores terminando en la zona cubital de la mano.

La cadena de cierre también conecta los planos laterales, pero por la parte anterior del cuerpo comenzando por el temporal, el masetero y pterigoideo interno, conectando con la clavícula a través del esternocleidomastoideo y, posteriormente, a nivel de la clavícula, con el pectoral mayor.

Proseguirá por las costillas a través del oblicuo menor, conectando la pelvis, donde el músculo más representativo es el glúteo menor. Seguirá por los planos laterales y anteriores del miembro inferior a través del tensor de la fascia lata, en sus fibras anteriores. Continúa por los tibiales anterior y posterior para terminar en el pie, conectando con el punto de anclaje escafocuboideo. Esta cadena es muy importante en el miembro superior donde Irá por los planos anteriores, terminando en la eminencia tenar.

EXTENSIÓN	FLEXIÓN	APERTURA	CIERRE
OCCIPITAL Paravertebrales Glúteo Mayor	ESFENOIDES Pterigoideos	TEMPORAL Trapecio	TEMPORAL Masetero. ECOM
SACRO Semiendinoso Semiendinoso Sóleo	MANDÍBULA Hioideos	ESCÁPULA Serrato Mayor Oblícuo Mayor	CLÁVICULA Pectoral Mayor Clav.
CALCÁNEO Fascia Plantar	ESTERNÓN Recto Abdominal	ILIACO Pelvitrocantéreos	COSTILLAS BAJAS Oblícuo Menor Dorsal Ancho
	PUBIS Periné	TROCANTER MAYOR Bíceps TLF Posterior	ILIACO Trocante Mayor TFL Anterior
	SACRO-COXIS Aductores Gemelo Interno	PERONÉ Peroneos Gemelo Externo	TIBIA Tibiales
	CALCANÉO Aductor I dedo	CUBOIDES	ESCAFOIDES

Síntesis de componentes musculares y puntos de anclaje de cada cadena

Más allá de los distintos componentes musculares que describimos y que indudablemente se han de tener en cuenta, el funcionamiento de las cadenas se ha de entender a partir de los patrones psiconeuromotores. O sea, debemos reconocer la acción que generará globalmente y sobretodo en cada esfera, punto de anclaje y en cada segmento corporal.

La explicación que hicimos de los estímulos y del sistema nervioso, que va a determinar la acción o patrón de funcionamiento de las cadenas, es la base para entender cómo va a actuar cada una de ellas en particular.

En principio, según la cadena que va a ir dominando sobre mi cuerpo o sobre mis distintas esferas, se va a determinar mi patrón postural, un factor clave para reconocer el patrón "estático" que cada cadena determina en cada segmento corporal.

3.5. Las Tipologías posturales

La tipología postural-corporal será consecuencia de la acción de las cadenas sobre cada persona. El dominio de una u otra cadena irá configurando nuestra postura. Será muy importante reconocer tanto el patrón postural como los rasgos tipológicos que cada cadena "dibuja" en cada segmento del cuerpo para poder identificar en nuestros pacientes cuales son las cadenas que dominan y las que le están haciendo daño.

Por eso es que para poder entender las cadenas, analizar su tipología y detectar sus desajustes, es importante que describamos los rasgos posturales que cada cadena determina en los distintos segmentos corporales.

El predominio de una cadena en cada estructura determina la forma y la posición de dicha estructura. Por ejemplo, la acción de una cadena sobre el ilíaco va a determinar que el ilíaco esté más basculado hacia delante (cadena de cierre, por ejemplo) o más basculado hacia atrás (por ejemplo, cadena de apertura), que presente los isquiones más juntos o los isquiones más separados. A esto nos referimos cuando hablamos de analizar los rasgos que dejan las cadenas en los distintos puntos de anclaje.

Esto nos permitirá evaluarlas y determinarlas para nuestro trabajo preventivo o terapéutico. Por lo tanto, conocer los rasgos determinados por cada cadena en los distintos puntos de anclaje va a ser de gran ayuda y de vital importancia para la evaluación y valoración de las cadenas.

Cuando veo a un paciente entrando en mi clínica, por su postura, por su forma de caminar, yo ya sé qué tipo de cadenas son predominantes en él. Le pido que se quite la ropa y que se ponga de pie; observo zonas específicas del cuerpo, incluso le pido hacer algún un test, como el test de flexión hacia adelante por ejemplo, lo que me dará las pistas que indicarán qué cadenas dominan en él, qué cadena lo está afectando. Todo ello lo explico en profundidad dentro del curso.

A continuación, describiremos los principales rasgos de cada cadena pensando en la importancia clínica. No te voy a explicar teoría sino lo que tiene importancia en la práctica ya que una de las claves de nuestro método es centrarnos en lo importante, lo prioritario.

Tipología de Inspiración

¿Cuáles van a ser los rasgos que van a determinar la presencia o el dominio de esta cadena en un paciente? El rasgo principal y definitorio de esta cadena es la rectificación de la columna cervical. Por norma general, en las personas en que domina esta cadena vemos un cuello delgado, largo y recto.

Esta rectificación cervical también continúa por la zona dorsal, si esta cadena está presente tanto en la zona craneocervical como en el tórax, vamos a encontrar rectificación general de la columna, pero especialmente en la zona cervical. Ese es su principal rasgo. Luego, como recordaremos, esta cadena marca un patrón de apnea inspiratoria Digamos que al inspirar toda la fascia que cuelga desde el cráneo, toma un punto fijo arriba y desde ahí se endereza todo el cuerpo. Entonces vamos a ver un tórax con mucha tensión, sobre todo con un diámetro anteroposterior muy reducido. Pensemos que al inspirar toda la fascia cuelga desde el cráneo, toma un punto fijo arriba y desde ahí se endereza todo el cuerpo.

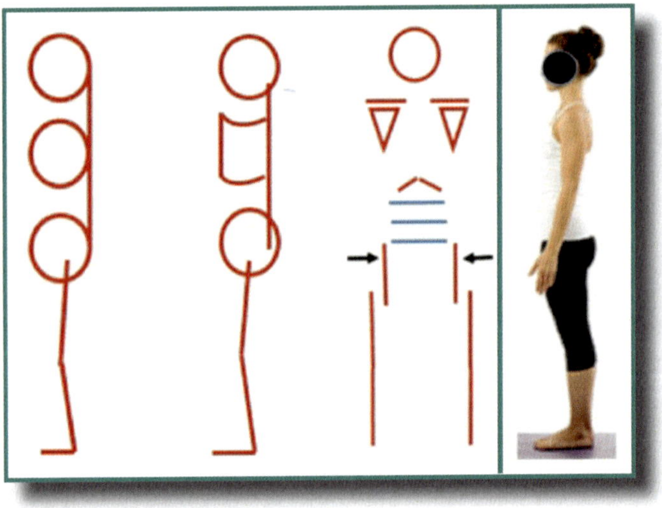

Características de la tipología de Inspiración

Y, al mismo tiempo, si esta cadena está presente a niveles inferiores, vamos a ver mucha tensión a nivel de abdominal por la acción del músculo transverso abdominal. Esto determina otro rasgo típico de esta cadena es el cierre del ángulo que conforma las costillas con el apéndice xifoidesdel esternón.

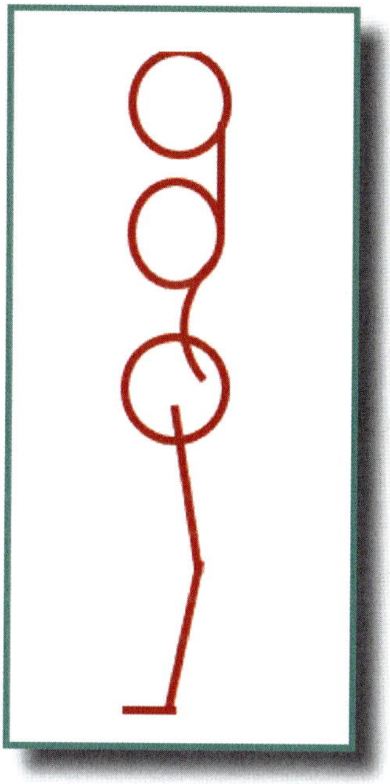

Tipología de Inspiración en exceso

Adicionalmente, cabe decir que cuando esta cadena sufre un exceso provoca que la tensión que viene del cráneo, que es su punto fijo superior clave en este caso, traccione también la fascia mediastínica y esta tire del diafragma. Eso genera una hiperlordosis larga en la zona dorsolumbar y una antebáscula o anteversión de la pelvis importante generada por la tensión del psoasiliaco que trabaja con punto fijo inferior y el recto anterior del cuádriceps. Las espinas ilíacas van a tender a estar muy juntas y los isquiones más separados entre sí por acción del transverso.

Tipología de Espiración

¿Cuáles son los rasgos principales que nos van a ayudar a determinar si esta cadena está presente en el paciente? El patrón el de espiración, las fascias anteriores estarían algo más cortas. Una cuerda corta por delante va a generar un aumento de las curvas, o sea, va a haber una tendencia a un desplazamiento del cráneo y de la pelvis hacia delante, un desplazamiento del tórax hacia atrás y, en definitiva, va a haber un incremento de todas mis curvaturas vertebrales, ya que estoy acortado por mis fascias profundas anteriores. Esta cadena, a diferencia de la de inspiración, funciona con puntos fijos inferiores.

Lo primero que tenemos que tener en cuenta es que va a tener importancia práctica fundamentalmente en la zona torácica. Para ser más precisos, en la conexión cráneo-tórax. Lo que será importante a la hora de nuestro análisis es, principalmente, la fascia que conecta el cráneo con el diafragma. Esa es la zona clave de esta cadena. Recordemos que el mediastino cuelga de la base del cráneo y conecta el diafragma con las primeras vértebras dorsales, con el esternón. Lo vamos a detectar porque la persona tiende a proyectar para adelante su cráneo y va a tener, generalmente, un aumento de la cifosis dorsal.

Esas son las características típicas de cuando esta cadena está acortada. En los segmentos de pelvis y miembros inferiores serán otras cadenas las que sostienen al patrón, por lo tanto, en la práctica tendremos que analizar esas cadenas. También tenemos que aprender a observar cuándo está acortada la fascia mediastínica, cosa que se aprende durante el curso, además de las distintas técnicas y test para poder hacer un buen diagnóstico, basado en años de experiencia en la clínica y formación.

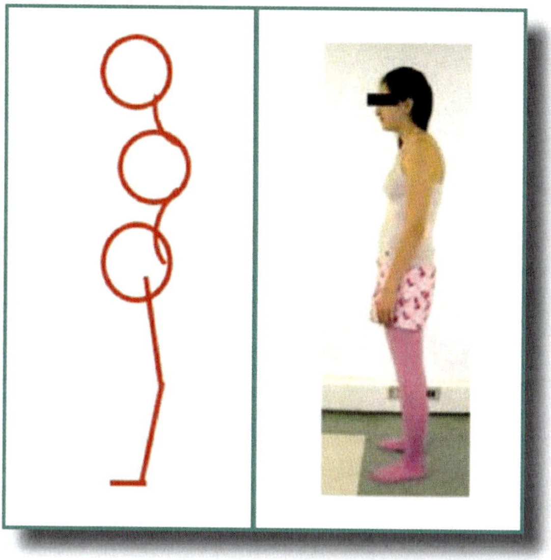

TIPOLOGÍA DE ESPIRACIÓN

Tipología de Flexión

Habíamos dicho que cuando la cadena de flexión -recorre por la parte anterior y media del cuerpo- se activa o se acorta genera que el cuerpo se flexione. Esta cadena puede actuar en distintos segmentos y trabaja con puntos fijos inferiores. Según el segmento que actué siempre me va a llevar hacia una flexión anterior.

En el caso de que esta cadena esté acortada en la zona cráneo-cervicotorácica, vamos a ver una columna cervical en cifosis. O sea, va a tener invertida la curva cervical que normalmente debe tender a la lordosis, va a haber una ruptura de la fisiología corporal que va a tender a la cifosis y, si vemos una radiografía donde domina la cadena de flexión en tal zona, encontraremos una inversión de curvas cervicales.

Cuando esta cadena domina en la zona dorsal, debería tener un aumento de la cifosis dorsal también. En síntesis, una de las cadenas que genera la hipercifosis dorsal es la cadena de flexión.

Una característica de esta cadena a nivel del tórax y cintura escapular es que vamos a encontrar las clavículas como descendidas en una V invertida, lo mismo que los omoplatos, que los veremos desplazados lateralmente. El ángulo de Charpy, es decir, el ángulo entre la xifoides y las costillas estará normalmente abierto. No será entonces una referencia importante para la cadena.

Una zona clave de esta cadena es la pelvis. Y cuando se encuentra activa o dominando en la pelvis vamos a encontrar un sacro verticalizado por la acción de esta musculatura del periné que, a la vez, va a juntar o a cerrar los isquiones. Por ende, una pelvis donde domina totalmente la cadena de flexión será una pelvis verticalizada o en retro-báscula con los isquiones muy juntos y el sacro vertical.

A nivel de los miembros inferiores, el dominio de esta cadena conducirá al valgo de rodillas porque acerca las epífisis distales de los fémures. O sea que el valgo verdadero de la rodilla va a estar determinado por la cadena de flexión. Y a nivel del pie lo que hace es elevar su arco interno. En cuanto al calcáneo, la tendencia será llevarlo al varo. Esas son las características de esta cadena, que es de las más complejas para describir.

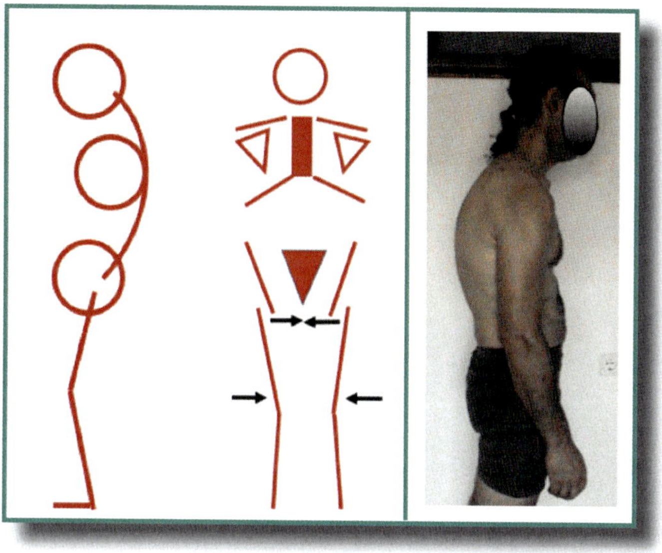

CARACTERÍSTICAS DE LA TIPOLOGÍA DE FLEXIÓN

Tipología de Extensión

La cadena de extensión, por su parte, se puede decir que es la más fácil de explicar. Si estoy corto por detrás todo se proyecta hacia adelante y, por lo tanto, mi abdomen va a tener más predisposición a dilatarse ya que las cadenas anteriores estarán perdiendo la batalla con las cadenas posteriores. Digamos que una persona será más propensa a tener mucho abdomen debido al dominio de su cadena posterior.

Esta cuerda que conecta el occipital con el sacro., representada sobre todo por los paravertebrales, comprime toda la columna cuando está corta. En este caso, vamos a tener una columna que nos da una imagen aparente de lordosis pero que, en realidad va a ser una columna comprimida y rectificada.

Vamos a tener un sacro y un occipital horizontalizados. Esos son los rasgos típicos de esta cadena, al estar cortos por detrás proyectan el esternón hacia adelante y facilitan una tendencia a aumentar el volumen abdominal hacia adelante. La pelvis en cambio se mantiene en una posición neutral. Aunque a veces den una imagen de antebáscula los iliacos no se van a bascular por acción de esta cadena. No tienen ninguna modificación, aunque visualmente den esa imagen debido a la horizontalización del sacro.

Otro rasgo fundamental es el Recuvatum de tibia. O sea, la tibia posteriorizada por acción del sóleo. En cuanto al pie, cuando esta cadena está en exceso, vamos a ver un varo del calcáneo, un aumento del arco plantar, tendremos el pie típicamente cavo, que es producto de un exceso de esta cadena igual que lo son los dedos en garra.

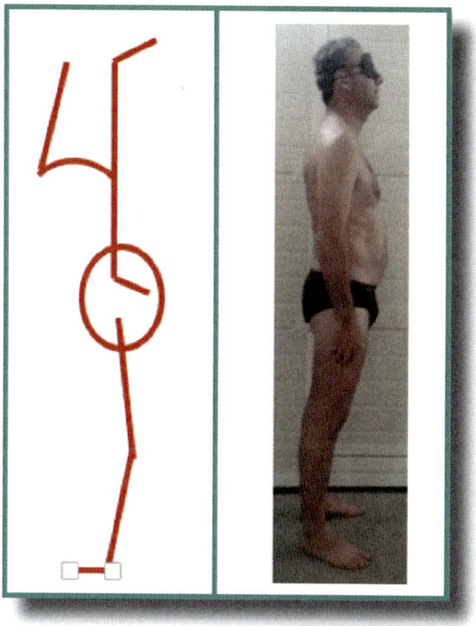

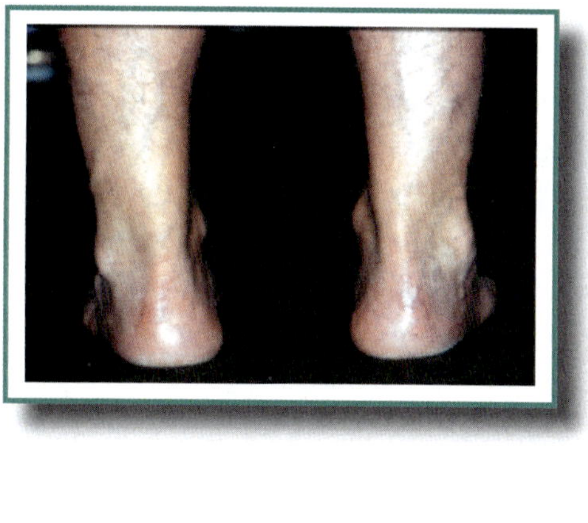

Patrón global de extensión Calcáneos en Varo por cadena de extensión

Tipología de apertura

La cadena de apertura va por los planos posteriores y laterales, por lo que genera una expansión lateral del cuerpo y una tendencia a la rotación externa y a la abducción. Tiene una importancia fundamental a nivel de la pelvis y cadera. Ese es su centro de operaciones. Su punto de anclaje principal va a ser el iliaco y su conexión con el trocánter mayor y a partir de ahí va a influir en los miembros inferiores.

Los principales rasgos que observaremos en la pelvis dominada por la cadena de apertura serán los isquiones muy separados por acción de los pelvitrocantéreos y las espinas ilíacas anteriores más cerca de la línea media. La pelvis, en general, va a tender a la retrobáscula, debido sobre todo a la acción de los pelvitropantéreos y al bíceps femoral.

A nivel de los miembros inferiores, la tendencia será la abducción del músculo a través del glúteo medio y eso lleva al varo de las rodillas. La acción de los peroneos con punto fijo superior me va a llevar al valgo del pie. Entonces, si encontramos a una persona con un varo en la rodilla y un valgo en el pie, va a ser por acción de la cadena de apertura, que es la principal causante de esta patología ortopédica.

En cuanto a la cintura escapular del tórax la tendencia de esta cadena va a ser la expansión transversal y también la abducción de los miembros superiores. En este caso la cadena ya es menos importante en cuanto a las alteraciones que suele generar en el cuerpo, porque su importancia va a estar en la pelvis y en segundo lugar en los miembros inferiores. Sobre todo, la tenemos que tener en cuenta a nivel de la cintura escapular.

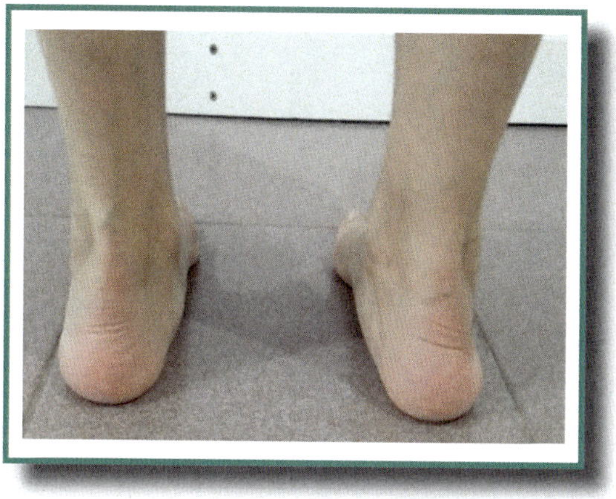

IMAGEN CALCÁNEO EN VALGO POR CADENA DE APERTURA

Tipología de Cierre

La cadena de cierre atraviesa las partes laterales y anteriores del cuerpo, así que cuando se acorta produce una tendencia a la disminución del diámetro transversal de mi cuerpo. El resultado sería un tórax más estrecho, una pelvis en anteversión y una tendencia a la aducción y rotación interna de los miembros.

La principal zona de acción de la cadena del cierre va a estar en la cintura escapular. Esta cadena es prioritaria a nivel de cintura escapular puesto que lleva el hombro a la rotación interna. Vamos a encontrar los omoplatos basculados hacia fuera, su borde interno despegado y las clavículas en V, porque van a estar oblicuas por acción de esta cadena y de la porción clavicular del pectoral mayor. La columna dorsal en general va a tender a la cifosis.

Esta cadena aumenta todas las curvaturas del cuerpo, pero en su caso, la principal zona donde actúa es el tórax y la tendencia es hacia un aumento de la curva cifótica, posteriormente también vamos a tener un aumento de la lordosis cervical y la cabeza basculada hacia atrás por la acción de la musculatura anterior, perteneciente a la cadena de cierre, que son los esternocleidomastoideo.

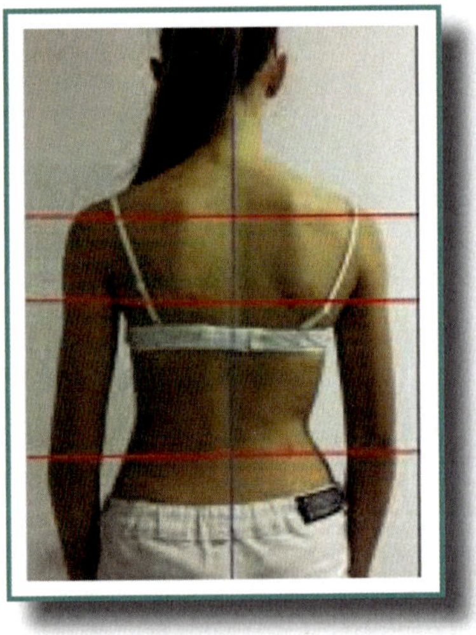

Escápulas en cierre

La hiperlordosis lumbar y la hipercifosis dorsal se originan principalmente por la cadena de cierre. También determina una antebáscula de la pelvis. En este caso, será por la acción del glúteo menor que favorece la ante-báscula de la pelvis. A nivel de los miembros inferiores, la tendencia va a ser la rotación interna. Esta cadena cuando actúa en exceso, nos va a mostrar que todo el miembro inferior tiende a la rotación interna y a la inversión del pie.

Si observamos a una persona con patrón de cierre en posición de pie, nos va a llevar a lo que se denomina el falso valgo de rodilla y tobillo. La cadena toma punto fijo inferior, en el pie en este caso.

El verdadero valgo es el determinado por la cadena de flexión porque me da un acercamiento de la extremidad distal de las rodillas, sin rotación interna. En el caso del cierre, vamos a ver que las rótulas miran hacia adentro. Automáticamente, en cuanto tumbamos a esta persona en la camilla vemos que desaparece por completo el valgo y lo que se aprecia es una rotación interna general y una inversión del pie que es el patrón real.

Otra característica típica de esta cadena es el cierre del ángulo de Charpy, que va a estar muy cerrado. Y, a nivel de los miembros superiores, es la cadena que más daño hace. En este caso, se va a reflejar en un valgo del codo y en una tendencia al cierre del carpo, incluso con una predisposición a la inclusión del pulgar.

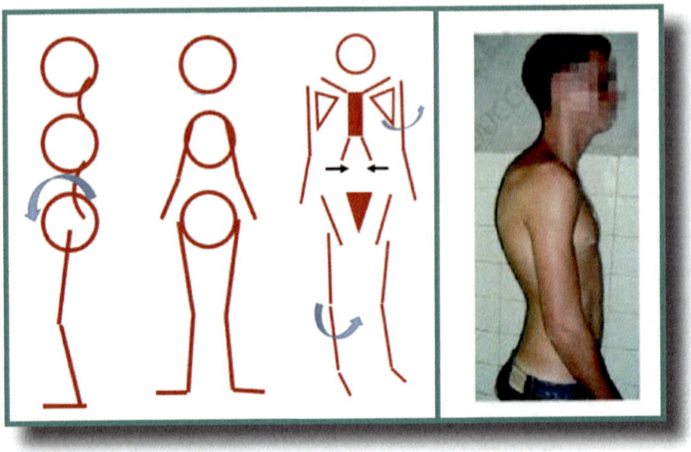

Características de la tipología de cierre

Todas estas huellas y características que hemos descrito responden a lo que cada cadena genera en condiciones ideales y de dominio absoluto de esa cadena. Es muy importante saber esto como referencia principal. Pero debemos tener en cuenta que, normalmente, una persona tiene más de una cadena dominante y, a veces, varias combinaciones.

No olvidemos que las seis cadenas siempre van a estar presentes de alguna manera, pero siempre van a haber una o dos que tengan predominio. En la práctica vamos a ver que los modelos "ideales" donde domina solo una cadena son difíciles de encontrar, porque siempre habrá combinaciones.

Es importante destacar que no hay cadenas buenas ni malas. Lo bueno es que estén en equilibrio relativo. Todas las cadenas son necesarias, pero los excesos, como en la mayoría de casos, son perjudiciales

Cadenas, emoción y comportamientos

A lo largo de este libro estamos haciendo un análisis fundamentalmente biomecánico de las cadenas. Pero según las bases que estamos desarrollando podríamos explayarnos en un análisis más comportamental de estas. Incluso podría hacerse un análisis más nutricional, aunque esa no es nuestra temática específica.

La relación de las cadenas con el comportamiento y la personalidad es algo plausible. La información que define nuestro sistema nervioso llega por tres vertientes; todas ellas se reflejan en las cadenas, que irán acordes a un modo comportamental y a la personalidad que se tiene.

Los inputs, que se generan desde la parte emocional. Influyen en las cadenas y estas nos marcan corporalmente. Al final nuestra postura será el resultado de la suma de los distintos estímulos e informaciones.

Dijimos que las cadenas miofasciales responden a nuestro sistema nervioso. Las emociones, los comportamientos y la personalidad influirán y determinarán nuestros patrones. Uno de los métodos en los que nos basamos, el método GDS, le da mucha importancia a la relación entre las cadenas y el comportamiento.

Haremos una breve reseña de este análisis comportamental de las cadenas que relaciona las cadenas con comportamientos y personalidades.

Por ejemplo, la cadena de cierre tiene que ver con una actitud de protección e introversión, de cerrarse ante el mundo. Es una cadena típica cuando una persona es tímida o introvertida. Siendo así, va a tender a activar esta cadena, con la que se sentirá más protegido. La va a utilizar como una especie de escudo protector.

Es una cadena que protege en todos los sentidos. Si yo me doy un golpe o tengo una operación, una cirugía en el abdomen, por ejemplo, esta cadena va a tender a activarse para proteger esa zona. Te resguarda de agresiones de cualquier tipo.

Cuando necesitas del orden, la organización, la disciplina, sentarte a estudiar para un examen tendrás que activar esta cadena...

En cambio, la cadena de apertura es su opuesto, y normalmente es la cadena que activamos cuando nos estamos comunicando. Por eso, el que comunica tiende también a abrirse, a activar la abducción y la rotación externa.

Normalmente, para comunicar yo debo activar la cadena de apertura. Y una persona que de por sí es más extrovertida, más habladora y comunicativa, más de puertas para fuera, va a tener más tendencia a que la cadena de apertura sea la que domine en su actitud y en su tipología corporal.

La persona con esta tendencia tipológica normalmente es desordenada, se dispersa con facilidad, le cuesta centrarse.

Por otro lado, la cadena de flexión es una cadena que tiene que ver con la parte sensible, con la afectividad de la persona. Aquellos que centran su vida en lo afectivo tiende a tener tipología de flexión. Por ejemplo, una persona muy cariñosa, familiar, afectiva, va a tener predisposición a tener características de la tipología de flexión.

La persona que es más afectiva, necesita la vida social y disfruta las relaciones familiares. Si le dan a elegir, disfruta más de cuidar el jardín, de actividades como el bricolaje y , en cambio, rechaza las obligaciones, el trabajo, el deporte competitivo o luchar por el crecimiento económico o profesional.

Pero también se activará esta cadena, más allá de mi tendencia tipológica, cuando algo me genera angustia o sufrimiento afectivo. La muerte de un ser querido o la pérdida de un amor harán contraer esta cadena en alguna zona clave del cuerpo. Sobretodo en la zona de la garganta, la zona esternal o perineal es donde especialmente se activará esta cadena.

En cambio la acción y la ejecución van a tener más tendencia a la tipología de extensión. En este sentido, las personas que son ejecutivas, activas, de tomar decisiones y de tomar acción, alguien que se relaciona más con la vida empresarial o ejecutiva, incluso con el deporte competitivo que tiene que actuar y ganarle a otro, va a tener una disposición a activar su cadena de extensión. La cadena va por detrás y me proyecta hacia adelante, porque es una musculatura que tiene que ver con la producción y la ejecución.

Piensa que más allá de tu tendencia, si quieres ganar una disputa, necesitas de esta cadena. Si necesitas salir de tu zona de confort, ganar un concurso o sacar adelante a tu familia tendrás que activar esta cadena.

La cadena de inspiración es la que hace crecer, se caracteriza por la búsqueda del ideal. Son personas que están más allá de lo terrenal. Suelen sentirse más identificados con disciplinas metafísicas, con el yoga o la meditación, que está siempre un paso más allá de lo meramente físico. Es una persona también muy autoexigente, porque siempre quiere ir un paso más allá y está en la búsqueda de la perfección.

Por el contrario, la cadena de espiración, que es la actitud hundida. Tiene que ver con la actitud adolescente, un poco perdida, con bases inestables. Llevado al extremo es alguien con pocos intereses en su vida, no le gusta trabajar ni estudiar y tampoco se engancha con actividades físicas o deportivas. Se podría decir que esa es la actitud de la depresión.

Esta tipología cuando es flexible se relaciona con la adaptabilidad, la capacidad para acoplarse a distintas situaciones. También es una tipología hábil para actividades deportivas y de creatividad.

Según Godelieve Denys Struyf todos tenemos una tendencia genética que determina nuestra actitud ante la vida y que se refleja en nuestra postura. Tenemos que entender esto como nuestra misión en la vida. Aquello para lo cual estamos predispuestos y que tendremos más facilidad y talento para realizar.

Por eso, hay personas que genéticamente son más sensibles, entonces su cadena genéticamente predisponente será la de flexión. En aquellos que son de naturaleza más activa, que son más ejecutivos y emprendedores, su cadena predisponente será la cadena de extensión.

El problema surge si posteriormente la vida nos lleva a vivir lo contrario, lo que no nos pide nuestra esencia, suelen surgir conflictos que pueden hacer mucho daño.

Porque puede ser que naturalmente yo sea una persona más sensible y las cadenas que predominan en mi genética sean las de flexión, pero que, por hechos de la vida, esté obligado a sacar a toda mi familia adelante, o mis padres me inculcaron que debo progresar profesionalmente y desvivirme por ello. En ese caso no estaría obedeciendo a lo que mi esencia me pide, sino a la demanda que me llega desde afuera.

Estos conflictos, que se generan en las cadenas, también pueden ser muy importantes para entender muchas alteraciones y muchas patologías. Como siempre, se tiende a pensar que las cadenas buenas son las que me enderezan y las malas son las que me hunden. Si se me ocurre enderezar a una persona que tiene una tendencia genética a estar más flexionado, le estaré haciendo un daño tremendo, porque estoy atentando directamente contra su naturaleza o fisiología. Es algo a tener muy en cuenta en el tratamiento.

Capítulo 4
Cómo se altera la postura y el movimiento

4.1. Entendiendo el origen del dolor accederás a otro nivel profesional

Vamos a abordar ahora un capítulo fundamental de este libro y dentro del método, que es cómo llegar y cómo entender el origen del dolor para poder luego resolverlo con tus pacientes. En principio, vamos a cambiar un poco el enfoque tradicional de cómo entender el dolor y el origen de este.

En lugar de centrarnos en la patología vamos a intentar buscar lo que hay detrás de ella. Vamos a explicar cómo, a través de las cadenas, puedes llegar a interpretar cómo el cuerpo funciona normalmente, es decir, vas a identificar cuándo el cuerpo está equilibrado biomecánicamente y, a partir de ahí, podrás entender cuándo la biomecánica se desajusta o se desequilibra. Del mismo modo, en este capítulo vamos a aprender un concepto diferente de normalidad en cuanto a postura.

Vamos a replantearnos el concepto de "la postura ideal", entendiendo que, para empezar, la postura ideal no existe y que hemos de abrazar otro concepto de lo que es "normal" en cuanto al análisis postural de un paciente o de una persona.

Con todos estos conocimientos, tú, que eres ya un profesional, vas a poder conseguir llegar a otro nivel muy superior. Vas a ayudar a muchísimas personas más y vas a dar solución no tan solo a su dolor sino a lo que está detrás del dolor, algo que implica un reconocimiento de tus pacientes y, además, tener más volumen de pacientes en tu consulta o alumnos en tus clases correctivas.

Así que, aunque cada uno de mis capítulos sea más o menos complicado, es importante que no te dejes ninguno. Quiero verte avanzando, porque este libro está hecho para ayudar a todos los que, como tú, quieren ir desarrollar su pasión por mejorar la calidad de vida de los demás.

Este es el capítulo que puede cambiar tu historia profesional. Es muy recomendable que lo leas con atención especial. No importa en qué nivel estés, todos somos importantes, porque al final, tú te has formado, posiblemente te has perfeccionado a través de cursos. Yo estoy seguro que este conocimiento no te va a dejar indiferente. Así que aquí tienes todos los conceptos "encadenados" para poder llegar a otro nivel. El conocimiento brindado en cada capítulo es válido y se complementa con los otros, igual que las cadenas…

4.2. Cuál es la postura normal

Vamos a hablar ahora de lo que es la biomecánica normal. Siempre, dentro del concepto de globalidad, explicaremos lo que se entiende por normalidad o funcionamiento normal dentro de este enfoque biomecánico global.

Partamos del criterio oficial. En principio se entiende que la salud es un estado de bienestar físico (¿?) que, en la práctica, solo se puede objetivar como la ausencia de enfermedad. En definitiva, o estás sano o estás enfermo. Dicho de otro modo, si no hay patología, se considera que la persona está sana.

Si me hago una analítica o voy a hacerme una radiografía y no se encuentra ninguna patología en esos análisis, se considera que estoy sano según el concepto tradicional. Pero si nos quedamos simplemente con esto, ¿cómo podemos explicar que ayer mi radiografía estaba perfecta y hoy tengo un terrible dolor en la nuca? ¿Cuántos casos conocemos que el electrocardiograma estaba perfecto junto con las analíticas y tuvo un infarto?

Pero podemos ir más allá, ¿cómo podríamos explicar un dolor crónico u otros síntomas como el estreñimiento, un mareo, la amenorrea (o sea, problemas o dolores con las reglas o falta de regla) si no hay una patología que lo explique? ¿Cómo explicamos, por ejemplo, que una persona tenga artrosis o una hernia discal si no tiene dolor? ¿Y cómo explicamos una persona que presenta una ciática si no hay ninguna hernia que la pueda justificar?

Ese es el conflicto que nos encontraremos si nos quedamos con el concepto tradicional de salud. Si llevamos esto al campo de la postura, al terreno del fisioterapeuta/kinesiterapeuta básicamente seguirán en la misma línea. El fisioterapeuta, en su caso, observa la postura de su paciente para comprobar si hay signos de escoliosis o si hay cifosis, o si hay lordosis o hiperlordosis o hipercifosis. En definitiva, sigue buscando patología, en este caso patología postural o patología ortopédica.

Las asimetrías aparecen en otros de los elementos que suele buscar el fisioterapeuta, ya sea el triángulo de la talla, las rotaciones y las torsiones. ¿Qué conclusión se saca de todo esto? Que todo lo que se salga de la línea está mal. La pregunta pertinente, sin embargo, sería: ¿Lo que está en la línea está bien?

Si no, ya entramos a valorar si hay acortamientos musculares. Siempre nos quedamos con la consecuencia y, en realidad, nunca buscamos la causa porque no tenemos la metodología para llegar a ella y reconocer el origen mecánico que está generando el dolor o la alteración postural.

Actualmente, han aparecido estudios que indican que la postura no tiene ninguna relación con el dolor músculoesquelético o con la patología articular, y estamos de acuerdo. Porque los que hacen el estudio se basan justamente en analizar la postura bajo estos parámetros. Tan solo relacionan la alteración postural con la patología ortopédica. Nosotros siempre tuvimos claro que esos parámetros no son válidos.

El modelo biomecánico global, que es el que queremos explicar, considera que debemos buscar otra visión del cuerpo. Es importante enfocarnos en la causa y no en las consecuencias, si no, va a ser imposible explicar la "normalidad". Sería imposible también explicar el 90% de las dolencias de los pacientes que vienen a nuestra consulta. También será imposible, o por lo menos muy difícil, explicar y tratar la causa del dolor cuando no estamos ante una patología concreta en el paciente. Incluso cuando hay una patología determinada, nuestros recursos para tratarla se hacen muy limitados.

Lo que me propongo con este libro es enseñarte que hay otro camino y otra forma de mirar el cuerpo, para que puedas tener los recursos con los que llegar realmente al origen.

Entonces, ¿cuál es el funcionamiento normal, según nuestro concepto basado en el sistema de tensiones reciprocas? Vale la pena recalcar que, cuando hablamos de sistema de tensiones recíprocas, estamos hablando del modelo de tensegridad, que nos sirve para explicar el funcionamiento del sistema fascial. Asimismo, estamos hablando también de cadenas miofasciales. Son todos sinónimos.

La pregunta es: ¿Qué es un funcionamiento normal, viéndolo desde las cadenas miofasciales?

Básicamente, decimos que el cuerpo funciona bien cuando todas las cadenas están en un equilibrio tensional, o sea, cuando el conjunto de las cadenas posee una tensión equilibrada. De este modo. Las distintas estructuras podrán adaptarse fácilmente a las distintas exigencias.

Claro está, el concepto de normalidad es un concepto un poco ideal. Es imposible encontrar una persona totalmente equilibrada. Pero es la base de la cual vamos a partir para poder entender luego la alteración, o sea la disfunción y ser capaces así de entender también el dolor y la patología.

Sabemos que las cadenas miofasciales pueden combinarse de diferente manera y también que siempre habrá alguna cadena (o más de una) predominante. Con esto queremos decir que no existe aquella persona que tenga un equilibrio absoluto de todas sus cadenas, siempre va a existir alguna que domine sobre el resto y normalmente es más de una. A lo mejor hay una cadena que domina en el tórax, pero luego hay otra cadena diferente que domina en la pelvis o miembros inferiores. Pero siempre hay una dominante. Siempre hay alguna cadena que va a dominar y, en consecuencia, todos funcionamos con un patrón dominante.

Esto, como ya te expliqué en capítulos anteriores, va a determinar su postura o su tipología postural. Todos vamos a tener un patrón dominante a partir del cual funcionamos.

Para explicar el equilibrio y desequilibrio de las cadenas vamos a utilizar el modelo de la estrella, que es un esquema muy práctico y muy visual que tomamos de los trabajos de Goodelive y Campignion.

En este esquema utilizamos una estrella de cinco puntas. Colocamos una cadena miofascial en cada punta, en cada vértice de esta estrella. Como ya te dije, hay seis cadenas, pero las cadenas profundas las consideramos como una sola cadena sinérgica, por eso nos vale con cinco puntas.

Esta organización de la estrella no es arbitraria. Dentro de la estrella las cadenas se agrupan en triángulos de tal manera que siempre hay dos cadenas que controlan a la tercera.

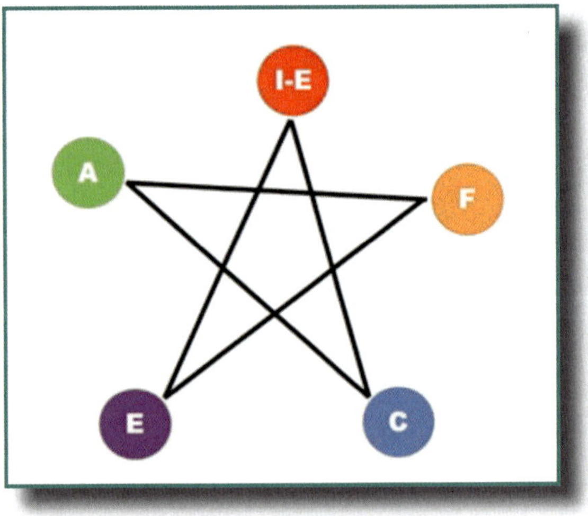

Esquema de la Estrella

Imaginemos que cada arista de la estrella, cada línea, representa las líneas de tensión del modelo de tensegridad, que es en definitiva lo que nosotros llamamos el STR. Cada cadena se mantiene en equilibrio a partir de dos cadenas antagonistas.

Si la cadena dominante o cadena activa es, por ejemplo, de apertura (la de color verde, que la representamos aquí con la A), es la que me permite abrirme, rotar externamente, abducir los miembros....Digamos que el patrón dominante es el de apertura. Entonces, para equilibrar necesito una cadena que me cierre. Por eso, en la punta opuesta encontramos la C (que es la cadena del cierre). Pero también necesito una cadena que me flexione y, por eso, en el vértice opuesto encontramos la F (que es la cadena de flexión).

Yo estoy abierto, así que necesito una cadena que, para equilibrarme, justamente me cierre y me flexione. Las dos antagonistas a la apertura son el cierre y la flexión. Y esta conexión la encontraremos en cualquiera de las cadenas que analicemos. Si por el contrario, tengo un dominio de la cadena de extensión y estoy proyectado hacia delante, para equilibrarme necesito a la cadena de flexión, lógicamente, y también necesito a la cadena de Inspiración (I-E), que me haga crecer hacia arriba también para equilibrar.

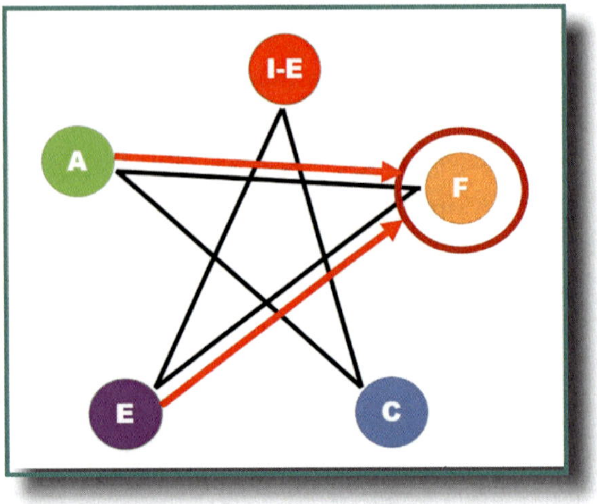

Esquema de equilibración en triángulos

Las cadenas siempre funcionan en estos triángulos, donde una es la agonista, la activa, y las otras dos son las antagonistas, cuya función es equilibrar. Así funciona el cuerpo normalmente. Y estos triángulos que se pueden apreciar en cualquier combinación de las cinco cadenas.

En una supuesta hipótesis de normalidad, entendemos que una persona está equilibrada cuando, más allá de que tenga un predominio de alguna de estas cadenas, las antagonistas lo mantienen en equilibrio. O sea que su cadena dominante es "elástica". Domina pero permite actuar a sus antagonistas. Es entonces cuando podemos hablar de un "equilibrio relativo" entre las cinco cadenas miofasciales. No nos basamos en la alineación como referencia para determinar la normalidad. No será importante que la persona esté más recta ni de que esté más flexionada o más proyectada, ni más rotada o des-rotada; eso no tiene nada que ver con la "normalidad". Eso sería quedarnos sólo con el enfoque newtoniano o posicional como variable. Nosotros nos basamos en el equilibrio tensional (tensegridad). Entonces, la normalidad será el equilibrio relativo de las cadenas. Relativo porque siempre habrá una cadena dominante, un patrón dominante.

Volviendo al sistema de tensiones recíprocas, el sistema fascial, decíamos que cuando las cadenas están en equilibrio, todo el sistema está en equilibrio. O sea que las distintas estructuras están equilibradas y, por ende, el sistema nervioso, su director de orquesta, está en equilibrio con el sistema.

Aclarando el concepto y partiendo del STR (del modelo de tensegridad), decíamos que la normalidad se da cuando todas las estructuras del sistema miofascial flotan libremente entre sí, o sea, que si hay un equilibrio entre la tensión de las distintas cadenas vamos a permitir que todas las estructuras sigan flotando de forma armónica.

Serían como las cuerdas de un barco de velas. Hay tensión en varios puntos, está en armonía en el momento en que las tensiones están equilibradas, por decirlo de alguna manera. En el momento que una amarra se tense más que la otra la fuerza de tal manera, hay consecuencias. Y podemos naufragar.

Yendo un poco más allá, siguiendo con la movilidad de las estructuras, pensamos ya en músculos, articulaciones, vísceras inclusive. Podemos entender que el cuerpo funciona bien cuando sus estructuras pueden ir y volver. Pueden "desacomodarse" pero regresan a su posición, es decir, que tienen movilidad.

Esta propiedad es lo que llamamos capacidad de disociación. Podemos decir que las estructuras son libres y están funcionando normalmente cuando pueden disociarse entre sí. Es la gran capacidad de reversibilidad del movimiento.

Aunque predomine en mí la cadena de extensión, yo tengo la capacidad de flexionarme porque la cadena de flexión puede, en determinado momento, equilibrar esa tensión de la cadena de extensión, que sería la cadena prioritaria. Así pues, estoy dentro de la normalidad y puedo permitir que mi cuerpo vaya en uno u en otro sentido. Del mismo modo que el conjunto de mi cuerpo puede ir y volver, cada una de las estructuras debería hacer lo mismo. Ese es el concepto de disociación y este es el concepto de normalidad, según este enfoquen mecánico global.

Vemos aquí, en la imagen, un signo como de un ocho, o el signo del infinito.

Al signo del infinito u ocho nosotros lo llamamos la lemnisca o lemniscata. Esta imagen que vemos representada por el signo del infinito, indica la idea de reversibilidad, la idea de ir en un sentido, volver e ir en otro. Eso es la disociación. La lemniscata es la imagen que define o representa la capacidad de disociación entre las distintas estructuras del cuerpo.

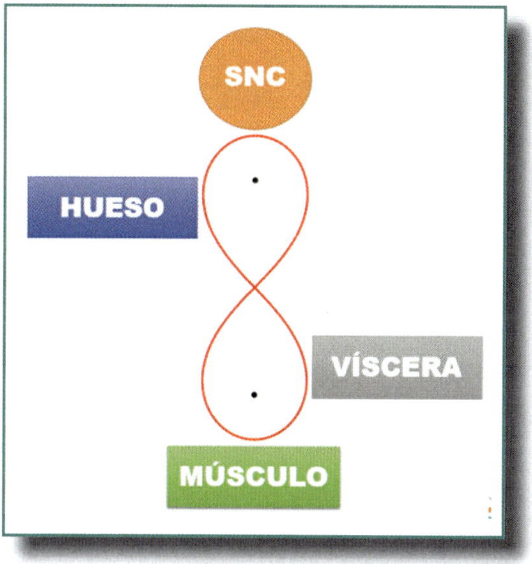

LEMNISCATA

Obviamente, si las distintas estructuras del cuerpo disocian entre sí, vamos a conseguir que en general tengamos esa capacidad de reversibilidad o de disociación. Es algo que nuestro sistema se permite cuando sus cadenas están en el mayor equilibrio tensional posible. Eso significa que las distintas estructuras flotan libremente. En osteopatía se dice que una articulación tiene movilidad. Pero también las esferas, de las cuales hablamos en capítulos anteriores bascularían libremente entre sus ejes o núcleos de movimiento. Esta es la referencia de normalidad, será clave en el tratamiento y en la prevención.

4.3. La respiración y la Fascias

Cuando hay libertad, cuando hay equilibrio entre agonistas y antagonistas, las esferas basculan libremente entre sus ejes y, a su vez, esto implica que la respiración sería libre, sin restricciones. Insisto, sabemos que nada está absolutamente libre y nada es totalmente "normal". Pero para partir del concepto de normalidad, decimos que cuanto más libres están las cadenas, más libre va a estar la respiración.

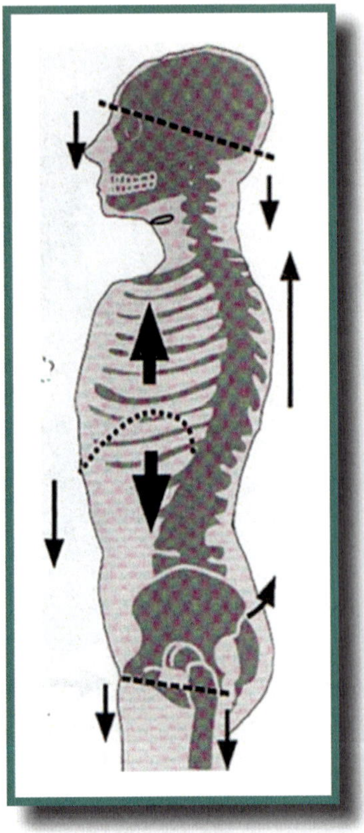

Imagen extraída del Libro Osteopatía Craneosacra de T. Liem

Entonces, mi respiración se va a transmitir a través de las fascias o las cadenas fasciales y va a llegar a todas las partes del cuerpo. Tal sería el ideal de normalidad y equilibrio. Por eso, la respiración también va a ser un elemento fundamental en nuestro análisis del cuerpo, en nuestras evaluaciones para poder determinar cuándo un cuerpo está funcionando bien y cuándo hay alguna alteración. Cuando la respiración está afectada vamos a ver que las cadenas serán responsables. Por esto la respiración será un elemento clave para representar la normalidad y para representar la salud.

Esta es una imagen de lo que sería la normalidad analizada desde la respiración, o sea, un diafragma que sube y que baja libremente según el tiempo respiratorio que esté; un cuerpo que se rectifica y luego se aplasta según estemos en un patrón de inspiración o uno de espiración, y todas las esferas que pueden ir y volver, o sea, bascular en uno u otro sentido. Esta es una imagen de normalidad entre las distintas estructuras del cuerpo y a partir de aquí saldrá la idea o concepto de normalidad corporal.

Las cadenas profundas son las cadenas de la respiración, de ellas va a depender directamente la respiración. O sea, las cadenas profundas son, como su nombre indica, la cadena de inspiración o cadena de espiración, y por lo tanto determinan la respiración.

A pesar de esto, ya veremos que hay distintos tipos de respiración en las que todas las cadenas pueden participar. De este modo, pueden influir sobre ellas y alterar su funcionamiento y, como consecuencia, afectar la mecánica respiratoria.

Si las cadenas están equilibradas, si funcionamos normalmente nuestro patrón de funcionamiento se irá adaptando sin problemas a las demandas del medio externo e interno. Hay alternancia, hay disociación. Las cadenas miofasciales deben permitir al cuerpo estar en este proceso de adaptación permanente, es decir, funcionar bien no significa estar necesariamente recto, ya dijimos que estar curvado o recto no es lo que define que mi cuerpo funciona bien o mal. Mi cuerpo va a funcionar bien cuando las cadenas me permitan adaptarme a las distintas exigencias. Esa es la base.

En relación a los patrones posturales te dijimos que cada persona funciona con un determinado patrón. Es normal que cada uno tenga un patrón predominante, el problema es que pueda adaptarse bien al medio, que sus cadenas disocien.

No existe una postura ideal. Lo que tenemos que aceptar, es que cada uno de nosotros funciona obedeciendo un determinado patrón. La mejor postura será la que te permita una mejor capacidad de adaptación a las exigencias del medio.

El objetivo de la salud, entonces, el gran objetivo que nosotros tenemos que buscar, ya no va a ser necesariamente tratar que el paciente esté lo más recto posible, porque a lo mejor está muy recto y muy bloqueado a la vez. El objetivo de salud será acercar al paciente al mayor equilibrio posible respetando su patrón. Y cuanto más equilibrio haya entre las cadenas, cuanto mayor "elasticidad" tengan, más libre será su respiración.

En conclusión. No es determinante la posición ni la simetría, la clave va a ser la capacidad de movilidad, la capacidad de disociación, alternancia y nadie, absolutamente nadie, va a estar del todo equilibrado.

Sería muy importante que ya empieces a llevarlo a la práctica. Es fundamental para que puedas empezar a tener consciencia y uso consciente de ello. Recuerda que la información se convierte en aprendizaje cuando se lleva a la práctica. Empieza a ver a tus pacientes con otra mirada, empieza a analizar la postura de tus pacientes desde otro punto de vista, no te quedes simplemente con la idea de alienación o simetría y aprende a observar la capacidad de adaptación que tiene cada paciente en su postura.

Desde nuestras clínicas de Madrid realizamos trabajos preventivos con esta visión y, por supuesto, realizamos una formación para que los profesionales apliquen este método. Estaré disponible para ayudarte.

4.4. Cómo se altera el cuerpo

Aprendimos el concepto de normalidad, es decir, cuando un cuerpo está en equilibrio. Vamos a entrar ahora al concepto de alteración de esa normalidad, o lo que podemos denominar también "la disfunción".

Ya explicamos que recibimos informaciones del sistema nervioso de forma permanente. Estamos recibiendo estímulos todo el tiempo: emocionales, físicos, nutricionales o metabólicos. Estas informaciones luego se expresarán a través de las cadenas miofasciales que, a su vez, van a estar en una continua búsqueda del equilibrio, porque están obligadas a adaptarse a esas formaciones que llegan directamente del sistema nervioso.

Cuanto más equilibrado esté el cuerpo, cuanto más equilibradas estén sus cadenas, mejor va a poder adaptarse a esos estímulos. Pero cuando el estímulo, el "mensaje" del sistema nervioso es demasiado fuerte (por ejemplo, cuando el tono muscular de una cadena es demasiado intenso), o cuando este tono o esta tensión se mantiene durante un tiempo prolongado, esto acaba generando una retracción, un acortamiento del tejido conectivo, de la fascia. Esto va a generar un bloqueo de la cadena, un acortamiento que bloquea esa cadena. Esta alteración se manifiesta en una parte del sistema, en una cadena pero repercute sobre todo el sistema de tensiones recíprocas.

Explicando esto con un ejemplo, si yo recibo una noticia que me afecta sentimentalmente, como por ejemplo la muerte de un ser querido o el accidente de un amigo íntimo, eso va a repercutir en mi cadena de flexión que es la que suele activarse en casos de angustia. Esta cadena se acorta y va a tender a flexionarme y, si está emoción es muy potente y se mantiene en el tiempo porque no la puedo resolver, implicará un bloqueo de la cadena por ejemplo en el punto de anclaje esternal. En este caso por un estímulo emocional, y la cadena "causal" será la de flexión.

A partir de ahí, mi cadena de flexión perdió elasticidad, capacidad de estirarse y relajarse, perdió reversibilidad. Se generó un nudo o acortamiento en el sistema de tensiones recíprocas.

Imaginemos que, por este bloqueo de mi cadena de flexión, debido a un trauma emocional, generé un nudo importante en la zona del esternón, se bloqueó la movilidad de ese punto de anclaje esternal.

En consecuencia, se va a generar la pérdida de la capacidad de disociación entre mis cadenas y entre las estructuras que están conectadas a esas cadenas. Va a generar pérdida de movilidad en varias articulaciones, empezando por la zona del esternón, pero luego va a repercutir a otros niveles del cuerpo.

La pérdida de disociación en el esternón por retracción de la cadena de flexión será el punto de partida de esta disfunción de las cadenas. Entonces, a partir de ese nudo que se genera en alguna cadena el cuerpo va a empezar a cojear. Va a tener dificultades para equilibrarse. Las cadenas antagonistas, por más que entren en acción, no son capaces de equilibrar el bloqueo de esa cadena y ahí empieza el problema.

El nudo en el sistema de tensiones recíprocas sería el pivote no fisiológico y es el comienzo de la patología. En otras palabras, a partir del bloqueo de esa cadena, que no puede adaptarse, se inicia la posibilidad de producción patológica o la generación de un dolor.

Lo que te muestro con esta estrella es la cojera. Si yo tengo un bloqueo en una cadena, como por ejemplo en una del cierre, el cuerpo sigue tratando de acomodarse, pero es como esa parte no se puede mover.

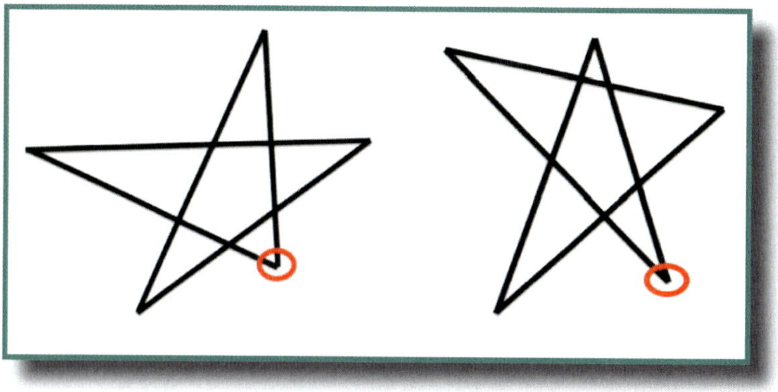

LA DISFUNCIÓN EN UNA CADENA GENERA UNA "COJERA" COMPENSADORA

El resto de las cadenas o estructuras tienen que hacer un esfuerzo desmedido o exagerado para poder equilibrar esa zona de no movilidad que se generó en el cuerpo. Ese es el punto de partida del dolor y la patología.

Luego, si queremos llevar esta explicación de la disfunción al resto del cuerpo y de las esferas, nos vamos a encontrar que en un estado de normalidad las esferas basculaban libremente, que asociaban en uno y otro sentido. En cambio, en este caso vamos a ver una alteración de esta capacidad de basculación que tienen las esferas. Vamos a ver que van en un sentido pero le cuesta ir en el otro. Si analizamos la respiración, veremos que a esa persona le va a costar inspirar profundamente o le va a costar espirar profundamente, de acuerdo a cuál sea la cadena bloqueada. Además, la movilidad respiratoria se localizará en una zona del cuerpo pero habrá otras partes que no se movilizan.

En el caso de la cadena de flexión bloqueada por una emoción, la persona va a tener un patrón de apnea espiratoria, así que lo que le va a costar es la inspiración profunda. Por otro lado, la respiración va a estar limitada, solo movilizará la zona postero-lateral de las costillas.

¿Cómo podemos ver esto en el paciente?

Si seguimos el ejemplo que estamos dando, nos vamos a encontrar con un bloqueo en la zona del esternón, como decíamos. Si la zona del esternón está bloqueada (como en el caso de la imagen) por la cadena de flexión, que sería la agonista, la protagonista del problema, la cadena causal (es decir, el origen verdadero del dolor).

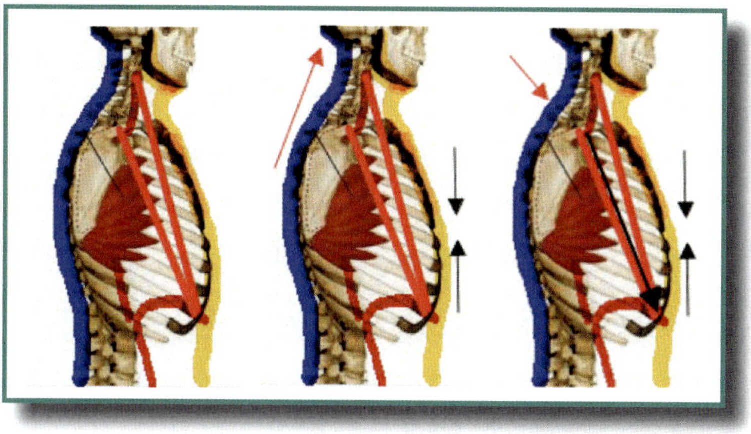

CADENA CAUSAL: FLEXIÓN. CADENAS REACTIVAS: EXTENSIÓN Y APERTURA

La persona no se va a quejar de que le duele el esternón. Normalmente la cadena causal no duele ni se siente. Su problema se va a manifestar a través de las cadenas antagonistas, o sea, esas otras dos cadenas que formaban el triángulo con ella y que van a intentar equilibrar el cuerpo. En este caso, si la cadena de flexión es la causal, sus dos cadenas antagonistas son la de extensión y apertura.

Son las cadenas que van a intentar equilibrar. El dolor puede salir por cualquiera de ellas, o incluso por las dos. Supongamos que la cadena que va a intentar salir a equilibrar en primer término va a ser la de extensión. Entonces yo voy a sentir dolor en la zona de los paravertebrales.

En la zona dorsal o la zona cervical es donde se va a manifestar el dolor, a través de la musculatura relacionada con mi cadena de extensión, que en este caso va a ser la cadena antagonista y reactiva, porque es la que está haciendo el esfuerzo por reequilibrar a la de flexión.

El dolor va a salir por las cadenas antagonistas, que van a ser las reactivas. Esto es así por norma general. Por supuesto, el cuerpo tiene complejidades que pueden llevar a otro tipo de combinaciones.

Este concepto tiene que quedar muy claro, porque es uno de los puntos fundamentales para entender este método y para explicar el origen del dolor. Normalmente, el dolor no se encuentra dónde está la causa o el origen del mismo. Ya veremos que la zona del dolor es lo último que deberíamos tocar…

4.5. La disfunción en la postura y el movimiento

Como ya hemos dicho, el dolor nunca está donde está el origen. El otro día vino un paciente que tenía un dolor en la muñeca. Era en la zona del antebrazo e irradiaba hacia el pulgar desde hacía semanas. Al evaluarlo descubrimos que la disfunción estaba en la cintura escapular que fue lo que tratamos y su sintomatología desapareció.

La disfunción en la cintura escapular no permite que la continuidad de la cadena funcione bien en el miembro superior. El "nudo" que tenía generaba una compensación permanente cada vez que estiraba el brazo. Cada movimiento que hace con la mano estará compensando, porque está anudado arriba. Esto es una alteración biomecánica funcional que al final termina manifestándose con dolor en la muñeca. Podríamos cansarnos de aplicar técnicas sintomáticas sobre la muñeca que no lo vamos a solucionar. Nosotros trabajamos en la zona de origen y el dolor de la muñeca se alivia. Así de sencillo.

Podemos utilizar el símil de "la teoría del fontanero". Es como el concepto de las humedades en la pared. Aunque veas la mancha o el agujero, en realidad el problema no está ahí el problema. El problema está en el techo, en la esquina de la izquierda, que es donde empieza la gotera. Ve la humedad de la pared, pero el problema está justo encima, en el piso del vecino, porque tiene el escape ahí. Y además del piso del vecino hay que ver en qué zona de la tubería.

El fontanero tiene ese concepto. Podríamos decir que los fisioterapeutas debemos ser como el fontanero de alguna manera. Tenemos que analizar de dónde proceden los problemas. Donde empieza la humedad, de donde proviene. Hay la opción de ver esa mancha y pintar por encima, cosa que hace que se "enmascare" el problema pero mañana volverá a aparecer la mancha de humedad.

En general, el fisioterapeuta va directo a la "mancha". En la fisioterapia se tiene esta mentalidad, porque se enseña desde el concepto convencional de la medicina. Solo te señalan la mancha de humedad: ves la mancha, la pintas y ya está. Esta forma de entender la medicina no trata de buscar el origen de la humedad.

¡Sería bueno reflexionar si sólo queremos tapar la mancha o solucionar su origen!

La teoría del médico convencional funciona tan solo en los casos extremos, cuando la patología es irreversible. Cuando el estado es ya crítico, cuando la solución es la cirugía por ejemplo. Pero si permitimos que este enfoque maneje nuestros pequeños problemas de salud lo que conseguiremos son compensaciones y efectos secundarios que irán deteriorando nuestra salud.

Si en el campo de postura y la mecánica corporal sólo nos centramos en el síntoma, en la consecuencia y no analizamos y corregimos el origen del problema estaremos, en el mejor de los casos, enmascarando el problema con todos los efectos secundarios.

¿Cuáles son las consecuencias de la disfunción?

Una cadena queda fijada, las otras se tensan para intentar reequilibrar. Estas que están intentando reequilibrarse son las que tienen que hacer el mayor esfuerzo. Si no son capaces de reequilibrar pero mantienen ese esfuerzo en algún momento, tarde o temprano, va a aparecer el dolor.

Este es el esquema de dolor por reactividad mecánica que se da por la lucha entre las cadenas agonistas y antagonistas buscando el equilibrio como vimos en el modelo de la estrella.

A partir de este esquema hay una segunda explicación del dolor. El bloqueo de una cadena puede generar (tanto a través de la misma o a través de las cadenas antagonistas que intentan equilibrar), comprensiones nerviosas o circulatorias, o sea que además del inter juego de cadenas están las posibles comprensiones nerviosas o circulatorias.

Esto genera sintomatología a distancia. Siguiendo con el ejemplo de la cadena de flexión causal (imagen anterior) como puede ser la irradiación a través de los miembros superiores, generando lo que comúnmente llaman cervicobraquialgia o incluso compresiones circulatorias. En este caso, también pueden ser a nivel de la zona cervical y del plexo.

Además, también pueden aparecer compresiones, pero a nivel de donde está trabajando la misma cadena de flexión, que digamos va a alterar la movilidad del diafragma y va a generar comprensión en los grandes vasos, de la arteria aorta o de la vena cava, de modo que puede generar problemas circulatorios también a distancia. Siguiendo esta lógica, estamos explicando otras posibilidades de radiación del dolor entendiendo esto de la relación a distancia.

Cerrando la idea de cadena casual, cadenas reactivas y cadenas compensadoras, si partimos nuevamente de la explicación o ejemplo con la cadena de flexión, a partir de esa cadena que quedó bloqueada e implica un cambio de forma del cuerpo. Porque

esa persona, más allá de la tendencia tipológica que tuviera, está claro que va a cerrarse mucho más en la zona de la cadena de flexión, o en la zona del esternón en este caso, lo que va a obligar a un cambio de forma de cuerpo.

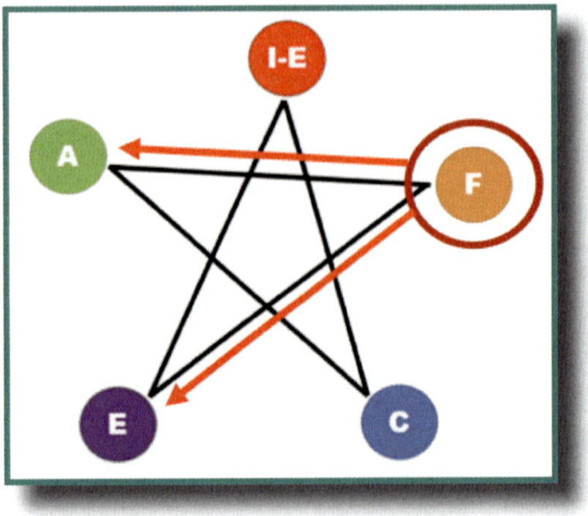

Cadena causal: flexión –
Cadenas reactivas: apertura o extensión

En este caso, va a aumentar posiblemente su cifosis dorsal, va a compensar con una hiperlordosis cervical o lumbar, su postura y su forma general también se van a modificar. Así es como la persona, más allá de la tendencia que tiene desde pequeña, tendencia genética, va modificando su postura en uno u otro sentido a lo largo de su vida a partir de los distintos estímulos que recibe del sistema nervioso, y de las distintas disfunciones o alteraciones que se van generando en el cuerpo o en sus cadenas.

En síntesis, cabe decir que la disfunción siempre nace en el sistema nervioso. Es la información que llega al sistema nervioso y que luego se transmite y expresa a través de las cadenas miofasciales. Esto lo podemos representar como un nudo o un acortamiento de las cadenas.

Ese nudo o ese acortamiento, que va a ser la causa o el origen de la alteración mecánica, va a obligar a compensaciones diversas a partir del resto de las cadenas. Esto va a generar un desequilibrio tónico-postural con consecuencias como el dolor en las cadenas reactivas o compresión de algunas estructuras nerviosas o circulatorias. Esa actividad exagerada y anormal, que se genera de otras cadenas, va a ser el sitio del síntoma, lo que llamamos cadenas reactivas.

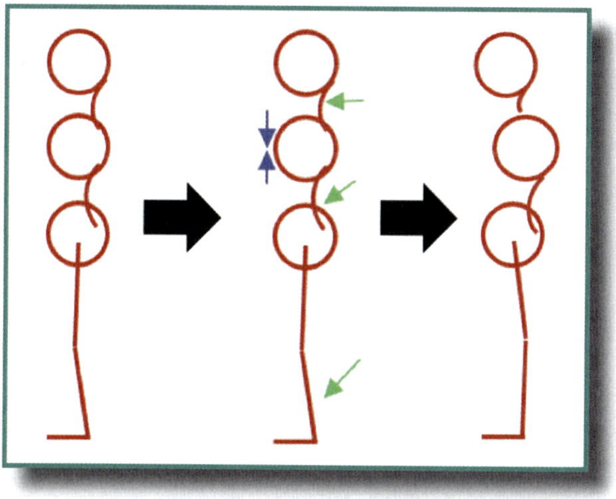

LAS COMPENSACIONES MODIFICAN LA POSTURA

Yo puedo tener un mismo síntoma o dolor, por ejemplo una ciática, y que ese paciente además de ciática tenga una hernia discal. Y encontrar diez pacientes con ciática izquierda y hernia discal del mismo tipo. Cada uno tiene una causa mecánica diferente. Cada uno debe ser tratado diferente.

4.6. Del síntoma a la causa: la ciática de Richard

Richard es un hombre de 52 años, norteamericano, que vive en España desde hace unos doce. Es un paciente que vino recomendado por Carlos, otro paciente mío.

Cuando Richard llega, enseguida, puedo ver en él a una persona claramente introvertida y tímida. Es alto y de contextura atlética, el cabello castaño y una tendencia inconsciente a encorvarse hacia adelante. Tenía unas facciones cinceladas y unos ojos oscuros y tristes que me observaban tras el cristal de sus gafas.

Solía venir a la consulta antes de ir a su trabajo, vestido de traje o de corbata. Es profesor nativo de inglés. Su acento delata su origen, igual que destapa una actitud introvertida, de rasgos depresivos. De hecho, en la entrevista me contó que llevaba años tomando antidepresivos. Siempre había tenido una tendencia a los estados de ánimo bajos y, pese a que en esos momentos estaba estable, sus signos, sus rasgos y sus actitudes mostraban lo que había en su interior. Vacío.

Básicamente, su motivo de consulta fue por una ciática. Presentaba una sintomatología lumbociática, un dolor que se concentraba en la sacroilíaca e irradia por la parte posterior de la pierna derecha. En su caso, se trata de un tema crónico que, a momentos, parece ser más llevadero. Hay instantes en los que puede reaparecer por un tiempo, pero para aquel entonces suponía que algo estaba haciéndole sufrir constantemente y que lo limitaba. A Richard le encanta ir a correr de vez en cuando, o pasarse por el gimnasio, y su dolencia eran un gran impedimento para poder hacerlo.

Viene a mi consulta desesperado por una situación que no era capaz de solventar. Llevaba arrastrando ese problema de hace varios años y parecía que jamás iba a solucionarse. Ha seguido los protocolos habituales: consultar con el médico, el médico le manda medicación, la medicación no termina de funcionar, luego lo derivan al fisioterapeuta; en las sesiones de fisioterapia convencional han aplicado la onda corta, el ultrasonido y electroterapias para poder aliviar el dolor.

También ha hecho alguna sesión de masaje, pero el tema no termina de resolverse nunca. Para cuando Carlos le aconseja que venga a mí, Richard ya vive resignado a seguir con este dolor para siempre. Se había dado por vencido.

Empiezo con la entrevista o interrogatorio, como se llama técnicamente, que nos sirve para tener una imagen de por dónde pueden venir las causas de su problema. En principio no hay signos evidentes de la causa, más allá de esa medicación que toma por el tema de su depresión. Cuando hay exceso o una sobrecarga hepática podemos encontrar complicaciones, pero no es su caso. Además, su alimentación es bastante equilibrada y no presentaba síntomas de problemas digestivos e intestinales, ni tampoco ninguna otra patología.

En general, nuestro paciente es una persona sana a nivel de hábitos. Ni fuma ni bebe. Desde ese punto de vista no hay demasiado para buscar.

En la evaluación técnica de Richard, se puede ver cierto dominio de la cadena de flexión en la parte superior del cuerpo. A nivel de miembros inferiores o de pelvis dominan la cadena de extensión y de apertura. Esto, va a terminar siendo clave para el tratamiento de Richard.

En la evaluación del pie él tiene una tendencia a cadenas de flexión y de cierre, cosa que se ve sobre todo en la parte superior del cuerpo, en la zona del tórax y del cráneo. En cambio, en su pelvis hay otras cadenas que predominan. Una vez que lo tumbamos en la camilla vemos que las espinas ilíacas anteriores están bastante juntas y los isquiones bastante separados. Esto nos da la pauta de una pelvis en apertura.

Por otro lado, su sacro está bastante anteriorizado, porque vemos que la base del sacro está hundida. Ello nos está indicando que, por posición de sus estructuras de la pelvis, hay dos cadenas que estarían predominando, que son la de extensión y la de apertura.

Cuando exploramos la movilidad vemos que, efectivamente, hay un bloqueo sobre todo en el ilíaco izquierdo por una cadena de apertura, más un bloqueo en el sacro por la cadena de extensión. Entonces, ¿cómo explica eso su ciática y su dolor sacroilíaco del lado derecho?

Si recordamos el modelo de la estrella, que es lo que corresponde aplicar ahora, recordamos que la cadena de flexión es antagonista tanto de la cadena de apertura como de la cadena de extensión, que las dos cadenas están dominando en la pelvis de Richard.

El síntoma de Richard tiene que ver con una reactividad o contractura reactiva del músculo piramidal. Este músculo pertenece a la cadena de flexión, justamente. Esa una reactividad como consecuencia que las cadenas de apertura o cadenas de extensión serían las causales, las que originan la descompensación. La de extensión genera disfunción en el sacro y la de apertura en ilíaco izquierdo. Así pues, el síntoma, tanto el dolor sacroilíaco como luego la irradiación ciática de Richard, se está dando del lado derecho porque él está compensando el bloqueo que tiene en la zona izquierda, donde dominan las cadenas de apertura y de extensión.

Después de llegar a esta conclusión, lo que le explicamos a Richard fue más o menos lo mismo que le había advertido su amigo Carlos. Él ya le había indicado cómo trabajamos, sabe que nosotros vemos al paciente de manera global y que intentamos buscar el origen mecánico que le está generando el problema, el cual a veces puede estar muy alejado de donde está el síntoma.

"En realidad, Richard -le decimos-, lo que tienes es un bloqueo que domina de tu lado izquierdo, y el lado derecho está intentando superar ese desequilibrio. Como el dolor aparece en el lado que se esfuerza por compensar, te está doliendo el lado opuesto, justamente. Por eso se está generando el dolor lumbar y ciático. Para solucionar el problema, irónicamente tenemos que trabajar sobre todo con el lado izquierdo de tu pelvis, que es donde está la causa."

Richard lo entiende. Realizamos la primera sesión y programamos una segunda para valorar sus progresos y plantearnos la proyección del tratamiento.

Lo que nos pregunta Richard, como cualquier paciente, es cuántas veces voy a tener que venir, cuántas veces voy a tener que presentarme para solucionar esto y (casi ni se atreve a imaginarlo) si acaso tiene solución. En estos casos nos planteamos de 3 a 5 sesiones. Aunque en algunos casos puede ocurrir que la mejoría sea instantánea. Con Richard vamos a tener que trabajar sobre esas cadenas de apertura y de extensión, que están dominando en su lado izquierdo.

En medicina, que no es una ciencia exacta, nadie puede afirmar resultados con un 100% de fiabilidad. No puedo afirmar que "con mis manos milagrosas, corrigiendo esto, eliminaré el dolor para siempre" o "esto en una sesión se te va a ir, ¡garantizado!". Eso sería jugar a ser adivino o mago y estas profesiones no son compatibles con los que trabajamos en el área de la salud.

Lo que sí le podemos decir a Richard es que su problema está claro para nosotros. Aquí hay un problema mecánico que está explicando el dolor que tiene. Por lo tanto, corrigiéndolo vamos a conseguir, en el peor de los casos, que tenga una importante mejoría; y esa importante mejoría puede ir de la desaparición total del síntoma hasta, por lo menos, una disminución considerable de este. Incluso permanente. ¿Cuánto tiempo nos va a llevar y cómo vamos a hacer para conseguir que el resultado sea lo más efectivo posible?

"Lo normal, si estamos enfocados en el diagnóstico, es que en tres sesiones, Richard, seas otra persona. Deberías notar la mejoría después de la primera sesión".

Pero nosotros siempre damos un margen de tres sesiones, porque nunca sabemos con exactitud cómo va a reaccionar cada paciente. Puede ser que el dolor vaya a menos o que incluso desaparezca. En un máximo de tres visitas puede ser que todo cambie considerablemente.

Una sesión dura unos 50 minutos. Así pues, en menos de tres horas el tema puede estar muy mejorado. Adelanto que va a ser importante su colaboración. Al margen de lo que nosotros hagamos, Richard tiene que hacer unos ejercicios en casa para reforzar lo que está siendo corregido. Maravillado, comprueba que este dolor que había degenerado a tantos problemas, poco a poco, se desvanece. Es algo que no tiene precio. En concepto de tiempo empleado, sería parecido a operarse y sentirse mejor inmediatamente después, pero sin recurrir a métodos así de agresivos o invasivos.

Conozco casos que simplemente con el tratamiento manual se resuelven en este corto plazo, incluso aunque sean crónicos. Este tipo de dolencias tan persistentes se mantendrán a raya siempre y cuando el paciente siga rigurosamente el trabajo que le mandamos para casa, como hizo Richard.

Más tarde resolveremos su caso.

Capítulo 5

Cómo llegar al origen del dolor

5.1. Por qué es importante descubrir el origen del dolor

Ya hemos visto a lo que apunta este método. El gran objetivo del método es tratar y prevenir el origen del dolor y la patología.

Pero ¿por qué insistimos tanto en la importancia de llegar al origen del dolor y la patología? Básicamente porque el 87,3% de los fisioterapeutas centran sus tratamientos en el síntoma, sin llegar a ser muy conscientes de esto. El problema es que la gran mayoría de las técnicas y métodos apuntan a resolver lo sintomático y, en cambio, muy pocos conocen caminos como para llegar al origen de ese síntoma. Nosotros basamos todo el tratamiento en encontrar el camino que te lleve a ese origen del dolor, porque es la única forma de erradicarlo realmente.

Si nos enfocamos en una visión global del cuerpo y la salud que rastree el origen del problema, seremos más efectivos para resolver el problema de nuestro paciente, evitaremos recaídas y eliminaremos compensaciones.

Es un problema de cómo está estipulada la enseñanza y el conocimiento sobre ello. No me refiero tan solo a la academia: la sociedad está enfocada en el síntoma. Se centra en la urgencia y no en la causa, porque esa es la perspectiva que nos brinda la medicina que mamamos desde pequeñitos.

Si me duele la cabeza, me tomo una Aspirina. Si me duele la espalda, me tomo un Ibuprofeno. Si me duele el estómago, me trago un Almax. Para todo así. ¡Desde la universidad nos forman para pensar bajo ese precepto! Incluso cuando el paciente llega a tu consulta te reclama atender lo sintomático. "Me duele aquí, ¿ves?", afirma con muecas.

De alguna manera te está llevando, aunque no lo quieras, a buscar ese síntoma para darle una solución. Pero nosotros sabemos que por ahí no vamos a solventarlo de manera definitiva. Que, para llegar al origen del dolor y así calmar la patología, debemos explorar la globalidad corporal.

En este capítulo vamos a mostrarte cuál es el rumbo a tomar, cuáles son los pasos a seguir para encontrar el origen y poder tratarlo correctamente. Es un camino construido tras muchos años de estudio, por la experiencia y a base de prueba y error. No estamos haciendo un planteamiento fácil, aunque intentaré ponértelo lo más fácil posible.

Puedo afirmar, sin temor a equivocarme, que por mis manos han pasado más de 15.000 pacientes por lo menos, y tengo más de 3.000 alumnos formados o formándose, aprendiendo las complejidades de este método que les permiten crecer y adquirir herramientas para a sus pacientes de una manera más efectiva. Lo que todos perseguimos en definitiva es una efectividad mayor, cosa que vamos a lograr buscando la consecuencia y el origen en lugar de centrar la solución sobre el dolor.

En este capítulo, vamos a intentar hacer fácil lo difícil. Al fin y al cabo, llegar a encontrar el origen del síntoma no es una tarea sencilla. El trabajo de años de experiencia, viendo pacientes, cotejando métodos y técnicas nos ha llevado a desarrollar una metodología simple que, aplicada paso a paso, llegará a optimizar tu tratamiento en los pacientes.

Ante todo, ten claro el objetivo que estipulamos en los capítulos anteriores: es crucial llegar al origen del problema en lugar de limitar tu tratamiento en la zona donde tus pacientes se quejan de dolor.

Un problema o defecto que supone un error común de la mayoría de los terapeutas manuales o fisioterapeutas es que trabajan sin tener un diagnóstico. Carecen de una metodología diagnóstica, así que trabajan en función de ciertas "recetas sintomáticas".

El diagnóstico al que ellos obedecen es el del médico, que dictamina que el paciente tiene una lumbalgia o una ciática. Ese es el diagnóstico de la consecuencia, no el de la causa. Lo que es vital en esta metodología es que te permitas llegar al diagnóstico de la causa mecánica del problema. Y eso es lo que vamos a desarrollar ahora en este capítulo.

Partimos de la base de que, si no tenemos una evaluación diagnóstica del paciente, es imposible poder ejecutar cualquier proceso correctivo o preventivo sobre su problema. ¿Qué queremos conseguir de la evaluación del paciente?

En principio nos interesa descubrir su patrón de funcionamiento. Como vimos, las tipologías posturales tienen que ver con el dominio de algunas cadenas sobre dicha persona o paciente. Uno de los puntos clave está en analizar su patrón postural para descubrir cuáles son las cadenas que dominan.

Una vez tengamos el patrón, debemos determinar qué cadenas están restringidas, es decir, detectamos las que están acortadas o bloqueadas. A continuación, es necesario precisar las limitaciones de movilidad que, en definitiva, conducen a la causa mecánica del dolor y de la patología.

Con el objetivo de encontrar las disfunciones evaluamos principalmente las alteraciones de movilidad en las cadenas.

Esta evaluación consta de dos etapas:

1) Evaluación tipológica.

2) Evaluación de la movilidad.

5.2. La evaluación tipológica

Para llegar a un diagnóstico causal nos enfocamos primeramente en las características o rasgos tipológicos. Para seguir este proceso, que es un camino en dirección a la causa, vamos a centrarnos en zonas clave. Nos referimos a esas partes del cuerpo donde el sistema fascial presenta más anclaje.

Para esta evaluación tipológica, nos fijaremos en:

1. Esferas primarias

2. Los puntos de anclaje

3. Las cadenas miofasciales

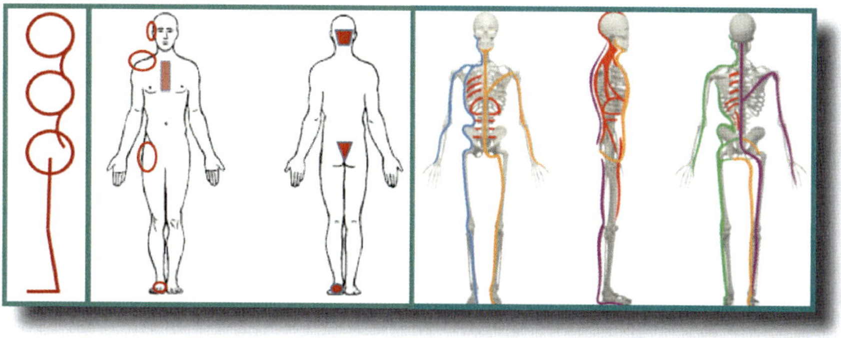

ESFERAS, PUNTOS DE ANCLAJE Y CADENAS MIOFASCIALES

Estas son las referencias fundamentales para llegar al diagnóstico causal. La idea es clara: hay que centrase en encontrar una respuesta, tomando como referencia las claves del cuerpo en lugar de dispersarnos en lo secundario, que es lo que preocupa a la mayoría.

Para proceder al análisis, utilizamos unos recursos o herramientas indispensables para evaluar correctamente a un paciente:

- La observación
- Los Test de posición
- La palpación de reparos

La idea es aplicar estos tres recursos para obtener la mayor información posible sobre los tres puntos clave que mencionamos: esferas, puntos de anclaje y cadenas miofasciales. Son tres puntos se integran entre si.

El proceso de observación se realiza mayormente de pie. Se va a centrar en una observación analítica de cada una de estas claves corporales que estamos mencionando.

El análisis de pie lo vamos a hacer en tres planos:

1) Plano sagital.

2) De frente.

3) De espalda

Y en los tres planos vamos a ir observando los distintos puntos de anclaje, los distintos reparos óseos, la disposición entre las distintas esferas y las cadenas miofasciales que están generando estas alteraciones.

En primer lugar, observaremos las esferas. Buscaremos las esferas más bloqueadas, relacionándolas mentalmente con cada tipología. Una vez reconocemos los patrones posturales a partir de la posición entre las distintas esferas hay que establecer relaciones entre las distintas esferas primarias del paciente.

Por ejemplo, si vemos que hay una esfera craneal adelantada, o una esfera torácica posteriorizada, eso nos está indicando que hay cadenas anteriores o de flexión, de cierre o de espiración, que están dominando en ese paciente. Otro punto que determina cuáles son las cadenas dominantes son los rasgos y la posición que presentan los puntos de anclaje.

¿Qué posición presentan las clavículas, por ejemplo? Si están en V me está indicando que ahí hay una cadena de cierre. Si miro la pelvis y veo que la pelvis está en retro-bascula voy a deducir que en esa pelvis domina o bien la cadena de flexión o la cadena de apertura. Mediante estas pistas, voy extrayendo conclusiones que apuntan hacia un diagnóstico.

Como puedes apreciar, para poder realizar este análisis debes tener claro los diferentes rasgos que definen cada cadena y cada tipología postural. En el momento de la observación, necesitas tener siempre presente la imagen mental de los distintos mapas tipológicos.

Nos vamos a valer de mapas mentales para observar sólo los puntos importantes. Aquí te muestro algunos de los que utilizamos en nuestras formaciones:

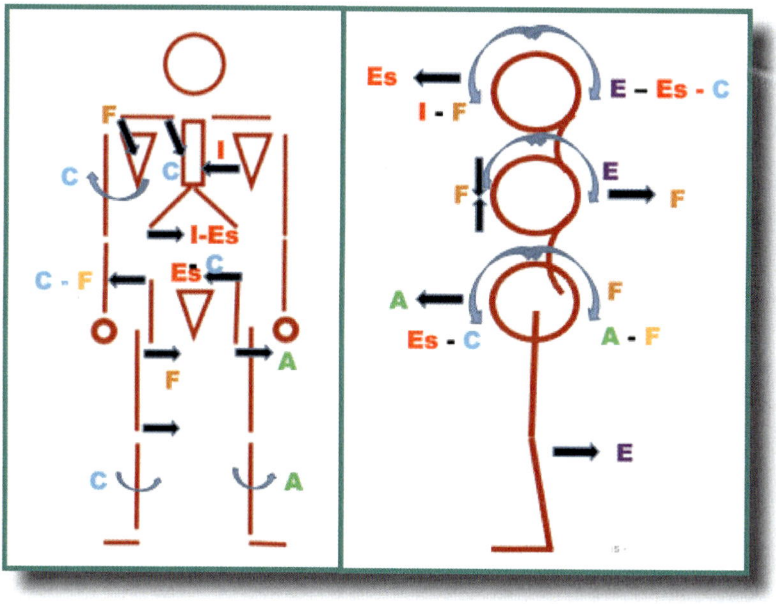

Mapas con referencias para la evaluación

Estos son los componentes para ir armando el mapa del que hemos hablado anteriormente. Es como el plano para un arquitecto, que le sirve como guía para luego construir una casa de ensueño. El nuestro va a ser también un plano para construir, sabiendo qué tenemos que corregir y corregirlo desde el origen.

Es un esquema que sirve para la observación de las esferas: fíjate en las flechas que están en color azul. Si la cabeza va hacia atrás pensaremos en una cadena de E, que es extensión, espiración o cierre. Con la pelvis pasa igual. Si la flecha va hacia adelante estamos ante una cadena de cierre o una cadena de espiración, una profunda. Esto sería una síntesis de lo que buscamos con el test de postura de crisis.

Como expliqué en capítulos anteriores, la postura no es ni buena ni mala. Por lo tanto, la postura en sí no me va a poder dar una explicación una determinada patología o un dolor. Podemos tener una misma patología y síntomas similares pero provocados por distintas cadenas y disfunciones en los puntos de anclaje que nada tienen que ver. Por lo tanto, que la pelvis esté en anteversión o retroversión y el calcáneo en varo o valgo no es correcto ni incorrecto. Esto nos servirá para determinar las cadenas dominantes y los puntos de anclaje más relevantes.

Mientras realizamos nuestra observación, utilizaremos algunos test de posición o puesta en crisis. Vamos a someter al paciente a distintas posturas de crisis que me van a confirmar que la cadena que he estado observando es realmente la más bloqueada.

Estos test constituyen recursos extras que nos confirman nuestras hipótesis mediante la observación. Básicamente le pedimos que adopte una posición que pondrá en tensión las cadenas más acortadas y, de este modo, apreciamos cómo repercute en otras partes del cuerpo y cómo las distintas esferas y segmentos tienen que compensar.

Entre los test mencionaremos:

1. test de flexión

2. test de ante-retroversión

3. test de postura cadena antagonista

El objetivo de los tests es poner en tensión determinadas cadenas para ver cómo se adapta el cuerpo y poder concretar una valoración a partir del resultado. Por ejemplo, aquí vemos un test de flexión, donde se ponen en crisis a las cadenas posteriores.

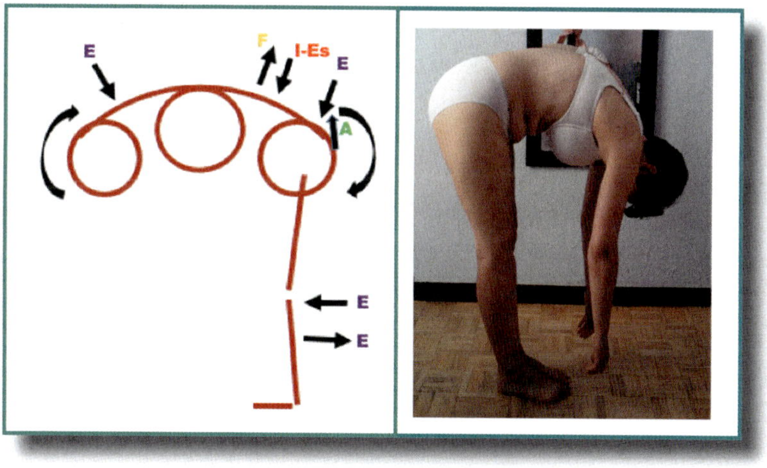

TEST DE FLEXIÓN

Las flechitas te indican las principales referencias a observar: Recurvatum o flexo de rodillas, limitación de flexión de cadera, hundimiento dorsolumbar, etc. La dirección de la flecha y la letra te están indicando que cadena domina en cada segmento. Por ejemplo, el sacro hundido responde a una E, de cadena de extensión, la cual también interviene cuando está hundida la zona cervical. Si la zona lumbar está proyectada hacia atrás o hacia arriba, nos encontramos ante una cadena de flexión.

Es importante destacar que no estamos evaluando la flexibilidad ni elasticidad, ese no es el objetivo. No intentamos hacer pruebas para que se dictaminen si es flexible o no es flexible, si llega o si no llega. Los tests me sirven simplemente para averiguar cuáles son las cadenas que están dominando. Depende de mí interpretarlos correctamente para llegar a mi diagnóstico.

También podríamos pedir, por ejemplo, un test de ante-retroversión de pelvis o uno de postura antagónica. El truco está en poner en crisis a unas u otras cadenas para que se manifiesten los posibles bloqueos.

El test de adoptar la postura antagónica se basa en lo siguiente: si veo que un paciente aparentemente tiene una cadena de extensión bloqueada, le pido que adopte la postura de antagonista, es decir, que lo colocaré en una postura de flexión. Si, en efecto, vemos que le cuesta adoptar esta postura, me está confirmando la presencia de un bloqueo en la cadena de extensión. Eso sería una postura de crisis que pondría de manifiesto la confirmación de mi diagnóstico.

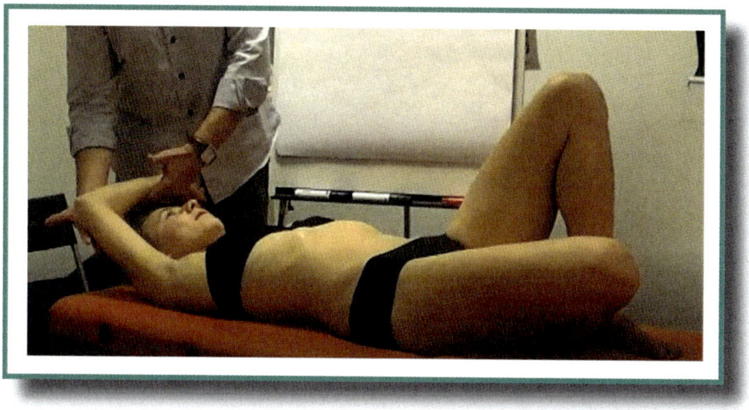

TEST DE CADENA DE CIERRE

Estos procedimientos permiten identificar la cadena principal que domina en el paciente y la esfera primaria, es decir, la esfera que está más bloqueada en su cuerpo. Finalmente, con los tests de movilidad determinaré la defunción específica. La vamos a diagnosticar a partir los puntos de anclaje más bloqueados y de las cadenas miofasciales que están bloqueando esos puntos de anclaje.

A partir de esta evaluación tipológica extraemos una primera conclusión que determina la disfunción de base o lo que sería el patrón postural dominante en nuestro paciente.

Para mantener un orden y simplificar nuestro trabajo, vamos a reflejar la síntesis del diagnóstico en una imagen de las principales zonas del cuerpo, donde iremos marcando aquellas que estén en disfunción y la cadena que la está produciendo.

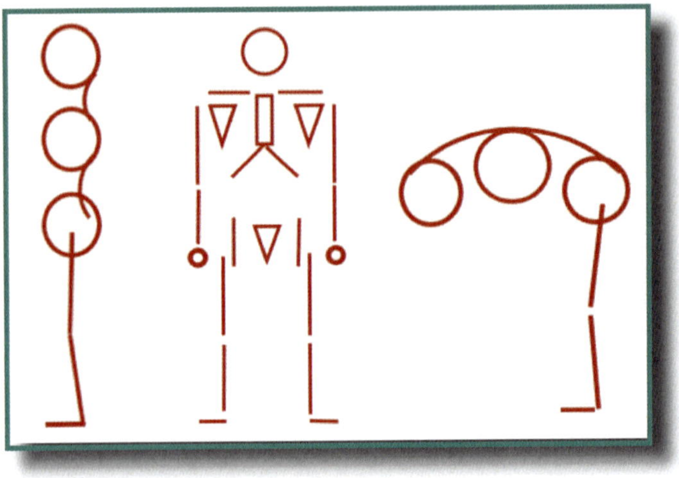

Mapa de evaluación

Por último, ubicamos la posición de los reparos óseos más relevantes. Se trata de la palpación de algunos puntos clave que se dan en los huesos. Algunas zonas óseas se palpan para simplemente comprobar su estado, que me da pistas de cómo es la cadena, qué me puede estar afectando y todo lo demás.

Examinamos al paciente tumbado. Primero lo vamos a ver en supino y en prono, luego vamos a mirar la altura y posición de las EIAS, la separación de isquiones, el ángulo de Charpy, la posición de las clavículas y la posición del esternón.

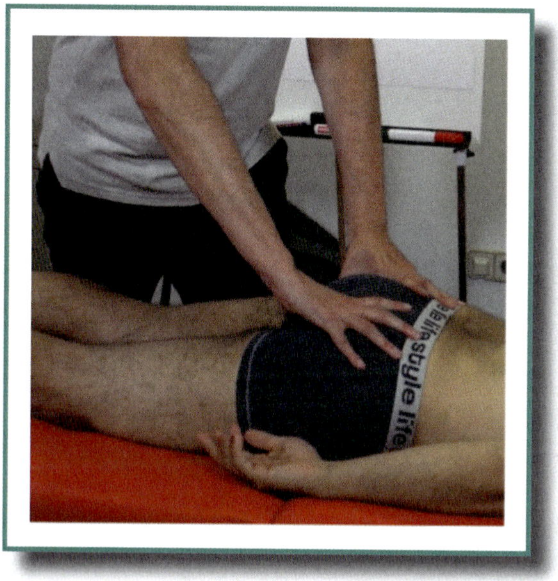

PALPACIÓN DE ISQUIONES

El reconocimiento de la ubicación de estos reparos acaba de definir nuestra evaluación tipológica.

Tras haber completado las distintas evaluaciones y tests deberíamos haber llegado a la conclusión de su disfunción de base. El objetivo final es averiguar la cadena de base o patrón dominante y su esfera primaria.

Me sirve para determinar la alteración mecánica que limita un movimiento, definir su patrón de funcionamiento, descubrir la base mecánica del origen del dolor o la patología y a partir de aquí, determinar las indicaciones y contraindicaciones que debo tener en cuenta con este paciente.

5.3. La evaluación de la restricción

Ahora vamos a la segunda parte de la evaluación, que es la evaluación o palpación de la movilidad. Vamos a palpar los puntos de anclaje primarios de nuevo, implicando esta vez el elemento del movimiento.

Exploramos la movilidad del pie, la movilidad de la pelvis, la movilidad escapulo-clavícula y la del esternón. Por último, vamos a por la zona craneal, temporal u occipital. Esas son las zonas principales que vamos a explorar en cuanto a la movilidad global.

Para llevar a cabo esta exploración podemos utilizar diferentes técnicas manuales. Lo que buscamos es comprobar la elasticidad y movilidad de cada una de estas zonas del sistema fascial. Una de las técnicas palpatorias que más utilizamos se basa en el concepto de la lemnisca, el cual ya hemos mencionado anteriormente.

Se trata de comprobar la reversibilidad de las estructuras en su ida y vuelta, con ese signo del infinito u ocho. Vamos a hacerlo poniendo las manos sobre cada estructura que tengamos interés en evaluar y las moveremos en uno u otro sentido, como si fuera un ocho. Se trata de una primera evaluación o un primer paso para palpar la movilidad de los distintos puntos de anclaje.

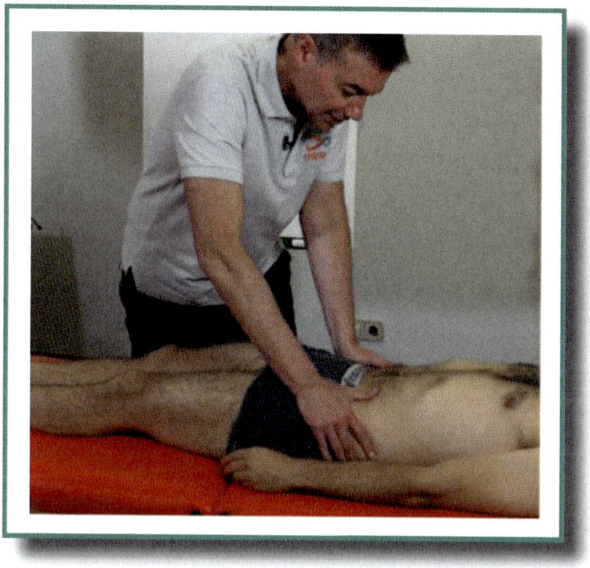

Palpación de EIAS

Cuando empecemos a profundizar nuestra técnica palpatoria utilizaremos el mismo concepto, pero aplicando técnicas de escucha, que son mucho más sutiles, porque lo que nos indican son las tensiones del sistema fascial.

A continuación, vamos a poner al paciente en posición prono, es decir, bocabajo y vamos a palpar también la movilidad de cada una de las estructuras. Con el paciente bocabajo nos centramos sobre todo en la movilidad de la pelvis. Es apropiado aplicar las mismas técnicas que describimos antes y repasar en la misma posición la movilidad de la zona escapulo-clavícula, por si nos quedó alguna duda.

5.4. La conclusión diagnóstica

Tras de haber realizado las dos etapas de la evaluación vamos a completar el mapa diagnóstico para comprobar si la evaluación tipológica coincide con la evaluación de movilidad, o si por el contrario hay ciertos puntos a tener en cuenta que no coinciden entre sí.

Tendremos que cotejar todos los datos para llegar a nuestra conclusión diagnóstica, que ha de ser fundamentalmente sintética, simple, concreta y directa. Debo evitar la dispersión y quedarme con lo evidente para evitar perderme en la globalidad. El análisis de mi evaluación debe representar la síntesis.

Hemos obtenido los resultados generados por la metodología. La aplicación de todos estos test y recursos me van a posibilitar descubrir cuáles son los puntos de anclaje y las cadenas miofasciales principales, que se involucran en las dolencias del paciente.

Esto es lo que dibujamos y lo que marcamos en nuestro mapa diagnóstico. Los puntos de anclaje y cadenas bloqueadas son los que indican el origen mecánico del dolor y de la patología, o sea, son la respuesta a por qué ese paciente está presentando tal o cual síntoma.

Si lo llevamos de nuevo al caso de Richard, en su caso el bloqueo estaba en el ilíaco izquierdo y en el sacro de ese mismo lado. Esto corresponde a la cadena de apertura y cadena de extensión. Recordemos que el bloqueo que tiene Richard en el ilíaco y en el sacro es lo que genera la compensación del lado derecho, que finalmente le produce la ciática.

Cuando te contamos el caso de Richard habíamos explicado la relación entre la causa y el síntoma con él. En este capítulo entendemos mejor esa explicación porque ya sabemos cómo se llega a la conclusión de que ese sacro y ese ilíaco están bloqueados. Solo nos queda corregirlo y solucionarlo.

5.5. La aplicación de esta metodología con Carmen

Carmen es una paciente de sesenta y dos años que acude a la clínica con dolores cervicales, sobre todo en la zona del occipital y que además presenta molestias en el hombro izquierdo. Cuando la entrevistamos, descubrimos que en su cuadro sintomatológico se añaden problemas digestivos, como gastritis o acidez estomacal que aparece con cierta frecuencia.

Evaluamos a Carmen, siguiendo los pasos previamente indicados. Empezamos la observación y a través de los test percibimos que nuestra paciente tiene una competencia entre cadenas de extensión y flexión.

Esto es común en muchos casos. Puede decirse es una paciente que tiende a la flexión, pero que también presenta bastantes signos de extensión compensatorios. Su valoración tipológica, después de la observación y aplicación de los distintos tests, nos lleva a la conclusión de que la cadena dominante es la de flexión, pero con mucha competencia con la de extensión.

Observando la movilidad y pidiéndole a Carmen que se tumbe en su camilla, primero en supino y después en prono, vemos que hay un bloqueo claro en el esternón, donde domina su cadena de flexión, pero a la vez descubrimos una disfunción a nivel de la pelvis, donde están compitiendo nuevamente flexión y extensión.

Tiene un sacro que domina la cadena de extensión y en los ilíacos, sobre todo el derecho, domina la cadena de flexión. Por eso, sus isquiones están muy juntos entre sí.

En el mapa de Carmen hay un punto de anclaje en el esternón (bastante primario) donde domina la cadena de flexión. Además, encontramos un punto de anclaje en el sacro, donde domina la extensión y otro en el ilíaco derecho, en el que domina la cadena de extensión.

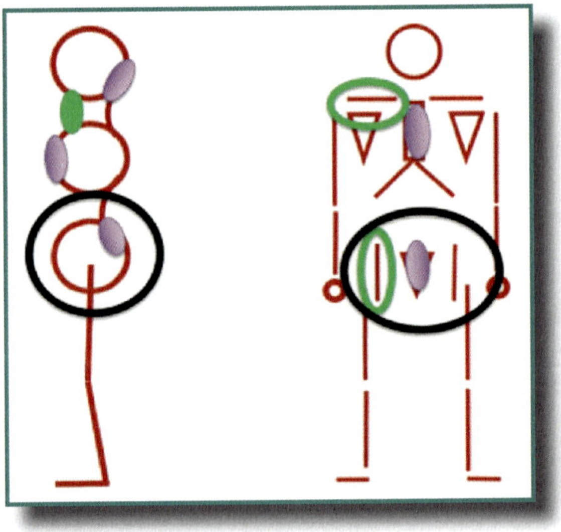

Mapa de evaluación de Carmen

En este caso, la cadena que está dominando, la que está más bloqueada y tiene menos movilidad, es en primer término la de flexión. Por eso entendemos que los síntomas de dolor en la zona occipital son una reactividad de la cadena de extensión, como consecuencia del bloqueo que tiene a nivel del esternón y a nivel de la pelvis.

Después de analizar todas las esferas, la esfera más bloqueada, la que tiene menos movilidad, es la pelvis. Así pues, tenemos que tratar la cadena de flexión en los iliacos, luego corregir su sacro, que compensó en extensión y después de haber corregido su pelvis trabajar sobre el esternón, que también está en flexión a nivel del tórax.

En el caso de Carmen el síntoma está muy alejado de la causa. Si bien el dolor principal repercutía en la zona cervical y occipital, su zona primaria era la de la pelvis y, en segundo lugar, la zona del tórax. Vemos aquí otro ejemplo de cómo el síntoma no coincide con la zona del origen, ya que la zona causal la encontramos muy alejada.

Carmen nos comentaba que también tiene síntomas de gastritis. La conclusión es que todo se debe, fundamentalmente, a esta competencia que le está generando tensiones en la zona de su hiato esofágico y justamente de su esófago. El esófago trabaja mucho con la cadena de flexión.

Carmen experimentó una mejora importante después de la primera sesión y, en tres sesiones, quedó con una base de dolor tan reducida que prácticamente le permitía llevar una vida muy normal. De un grado de dolor 8 bajó a un grado 2/3. Pudo alcanzar una vida muy cercana a la normalidad que tanto ansiaba. Lo que hicimos por Carmen fue proponerle un trabajo de reprogramación, que vamos a explicar en capítulos posteriores.

En el próximo capítulo y en los subsiguientes vamos a explicarte cómo pudimos solucionar el problema de Carmen y cómo también acabamos solventando el problema de Richard. Juntos vamos a comprobar que, una vez realizada la evaluación diagnóstica, los resultados positivos del tratamiento llegan con mayor facilidad.

Capítulo 6

La Solución que esperabas

6.1. Experiencias de los alumnos

¡Por fin llegó el capítulo de la solución! Sé que muchos de mis lectores, casi diría la mayoría, estaban esperando este momento con ansias.

¿Por qué?

Los fisioterapeutas, kinesiólogos, los distintos terapeutas manuales en general, están muy acostumbrados a centrarse en la técnica correctiva.Se le da poca importancia a todo el proceso diagnóstico, tan poca que a veces no se tiene en cuenta en absoluto, porque se entiende que no forma parte de la tarea del fisioterapeuta. Así que el diagnóstico válido es el del médico, el que apunta a la patología y al síntoma. Todos parecen perseguir esa técnica mágica que solucione dicho problema.

"¡Hola, compañeros! Una consulta, ¿quién podría darme alguna idea para tratar una fascitis plantar?" ¿Cuántas veces habrás leído algo así en un foro de fisios o kinesiólogos?

Rápidamente llega una cascada de alternativas para encontrar solución: "Yo aplico electroterapia… A mí me funciona muy bien el kinesiotape… Normalmente lo que hago es realizar un masaje transversal…". Podríamos seguir mencionando las sugerencias de todo tipo, que no son otra cosa que variantes de técnicas correctivas. Todos parten de la base que la clave es el síntoma o la patología, la fascitis plantar en este caso. Pero nadie se va a cuestionar el origen de esa fascitis, a nadie se le ocurrirá preguntar "Pero ¿has hecho una valoración de por qué el paciente tiene ese dolor?"

¡Queremos la receta, la técnica mágica que lo soluciona todo ya!

Al enseñar a los alumnos nuestro método nos encontramos con este mismo obstáculo. El alumno demanda la técnica correctiva, está centrado en ver qué técnicas solucionan el problema y, a veces, dejan de entender el porqué del problema.

En nuestro caso, como comprenderás después de haber llegado a estas alturas de la lectura, vamos a aplicar la técnica correctiva en función de un diagnóstico concienzudo. El problema con el que nos enfrentamos normalmente en los distintos cursos es que el alumno, el fisioterapeuta, está obsesionado por responder a la demanda del paciente, que es: "Tócame donde me duele".

Ese es el punto clave, la necesidad que tiene el paciente (y que tenemos nosotros interiormente) de tocar donde esté el dolor y de hacer que toda nuestra técnica se centre en ello. Debemos entender que, para poder llegar a una solución, hemos de pensar en el origen del problema. Hay que olvidarse de la técnica sintomática, dejar de centrarnos en el dolor y atacar directamente a la causa.

Todo el proceso que hemos explicado hasta ahora es la base para nuestro trabajo. Si hemos hecho bien el proceso de diagnóstico, lo que viene a continuación es lo más fácil. En otras palabras: la técnica correctiva se va a centrar en solucionar lo que ya hemos diagnosticado y será cuestión de modificar la alteración biomecánica que la produjo.

Las posibilidades correctivas a nuestro alcance son muy amplias. No nos sentimos dueños de una determinada técnica mágica, porque la magia existe a lo largo de todo el proceso. Si desarrollamos toda la secuencia de análisis y diagnóstico, la corrección se va a producir de una forma casi natural. Como le explicamos siempre a nuestros alumnos, para lograr este cambio hay que salir de ese círculo, donde la exigencia del paciente y nuestra propia estructura mental nos obliga a trabajar sobre la zona adolorida.

He formado a más de 3.000 alumnos estando en más de 18 países, ayudando a profesionales de todo tipo: fisioterapeutas, osteópatas, terapeutas manuales, kinesiólogos y a diversos profesionales del área del movimiento, como pudiera ser un profesor de pilates o un entrenador personal; profesores de educación física, profesores de yoga, quiroprácticos, terapistas físicos...

En todos ellos, el gran dilema está en que su mente siempre va a necesitar trabajar sobre la parte del dolor. Evolucionar hacia algo distinto supone un gran esfuerzo. Mediante un cambio conceptual de paradigma mis alumnos han podido contrastar y verificar por ellos mismos que solventando el origen del dolor no solo provocamos alivio, sino que además se logra que la calidad de vida del paciente mejore sustancialmente en un plazo de tiempo muy corto. Por eso nuestras formaciones online tienen tanto éxito.

Luis, sin ir más lejos, es uno de los 3.000 alumnos que han pasado por mis cursos online. Tenemos infinidad de ejemplos de alumnos descreídos o desconfiados con nuestro sistema; quienes en un primer momento habían decidido hacer la formación casi por curiosidad y luego se sorprendieron a sí mismos con los resultados obtenidos.

Luis era uno de ellos. Es un fisioterapeuta de Canarias, con varios años de trayectoria profesional. Siempre había aplicado las técnicas más actualizadas pero enfocándose, como en la mayoría de los casos, en el síntoma. Le pareció interesante la propuesta que le hice y de alguna manera aceptó el desafío.

Aprendió el concepto, trató de asimilarlo y, a partir de nuestra exclusiva metodología de evaluación, se propuso llegar a un diagnóstico causal. Más adelante llegó el momento de practicar las técnicas correctivas, es decir, debía encontrar y corregir la causa dejando a un lado la obsesión por el síntoma. Todo este proceso se lleva a cabo paso a paso, pasando por cada una de las etapas clave: la observación, la palpación, los test...siendo conscientes de que, si vamos a corregir la causa sin tocar el síntoma, podremos solucionar el tema de la mejor manera.

Luis nos presentó un caso clínico con serias dificultades de solución. Se trataba de una paciente con una dolencia cervicobraquial a la que él, para intentar solventar el problema, apelaba en ese momento a técnicas sintomáticas.

Había usado distintas técnicas actuales, pero enfocadas en la fisioterapia sintomática y analítica. Nos presentó este caso en la reunión online, para ver si entre los profesores y el resto de los compañeros lo podíamos solucionar. Hicimos entre todos un análisis diagnóstico y llegamos a la conclusión de que, para solucionar esa cervicobraquialgia, había que aplicar técnicas sobre el tórax o sobre la pelvis.

Así fue como convencimos a Luis para que trabajase desde este nuevo enfoque y, a regañadientes, nos hizo caso. En la siguiente reunión, que se dio a los 15 días, Luis se presentó muy contento y con muchas ganas de hablar sobre su caso, porque él mismo estaba sorprendido de cómo, por primera vez en su vida, había solucionado una cervicobraquialgia en una sola sesión, simplemente corrigiendo la zona pélvica y el esternón, que era la conclusión lógica a la que habíamos llegado a partir de las imágenes y vídeos de su paciente y de los tests que nos había mostrado.

Podría contar infinidad de casos similares a los de Luis. Es algo que nos reconforta, pero en especial alienta a los cientos y miles de fisioterapeutas que se han animado a tratar a sus pacientes de manera distinta, con resultados cada vez mejores.

A todos mis alumnos les doy el mismo consejo cuando tienen dudas que es el sistema que siempre utilicé en mi carrera: "¡Lánzate y prueba algo diferente!". Nosotros nos comprometemos. Te llevaremos de la mano, paso a paso. Contamos con un equipo profesional, hemos formado a cientos de alumnos satisfechos alrededor del mundo, estudiamos múltiples casos clínicos, presentamos los casos y los analizamos entre todos.

Cuando por fin conozcas toda la metodología de Cadenas Miofasciales, la apliques y veas los resultados, lograrás encender la chispa que te motiva y dice: "quiero solucionar los problemas de mis pacientes de otra manera". No existe una sensación más satisfactoria como profesional de la salud y el movimiento que obtener mejores resultados transformando la vida de las personas.

Casos como este son nuestra realidad de cada día, es algo que se escucha en cada reunión online. Gente que no terminaba de convencerse, gente con más o menos confianza en esta manera de tratar...Todos, nos cuentan su satisfacción y, a veces, su sorpresa al ver los resultados. Tenemos un montón de anécdotas. Nuestro concepto está validado a través de la misma experiencia diaria con los pacientes y con los alumnos.

6.2. El concepto

Para solucionar el problema, vamos a corregir lo que habíamos detectado en el diagnóstico. Repasando un poco, recordemos que lo que vamos a tratar es ese nudo, el bloqueo que está alterando la capacidad de disociación del Sistema de Tensiones Recíprocas (STR).

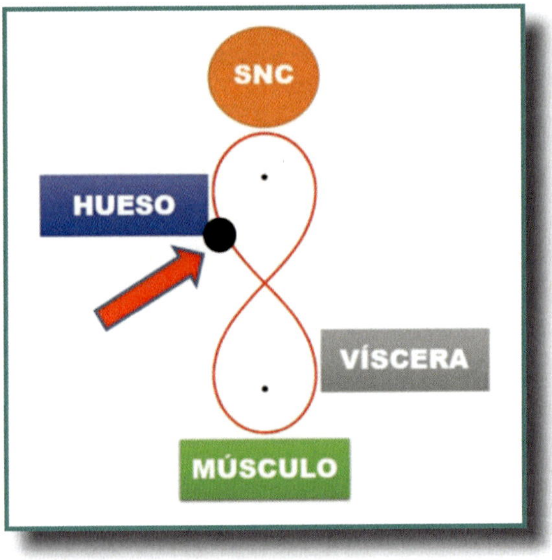

LA CORRECCIÓN DEBE APLICARSE SOBRE LA DISFUNCIÓN CAUSAL

Ahora bien, aquí surge otra pregunta habitual: "si la técnica correctiva depende de mi diagnóstico ¿qué pasa si me equivoco en el diagnóstico?". Esa es una pregunta muy habitual en mis alumnos. Por supuesto es posible equivocarse en el diagnóstico, pero como siempre digo, no hay mayor equivocación que lanzarse de cabeza sobre el síntoma. Porque en ese caso vamos a ciegas, sin ningún diagnóstico, simplemente aplicando la misma receta para todos, y machacando sobre la zona de dolor del paciente, basándonos en el dolor y en estadísticas de síntomas.

En cambio, nuestro método trabaja partiendo del diagnóstico de la alteración de la biomecánica. Si por lo menos hago esa evaluación previa, siempre me voy a acercar mucho más a la corrección del síntoma y tendré menos posibilidades de hacerle daño al paciente que cuando se trabaja aleatoriamente, sin diagnóstico alguno.

Recordemos que el proceso a seguir es observar, pedir test, valorar posturas y palpar las zonas clave. Fruto de este proceso, tengo un diagnóstico. Una vez que lo tengo, con técnicas manuales, lo voy a aplicar para corregir lo que estaba alterado. Utilizaré diversas técnicas manuales, posturas y ejercicios correctivos.

Nosotros trabajamos sobre el nudo, centrándonos en una disfunción. Esta anomalía va a estar representada por una cadena, la causal, que a la vez estaba afectando a un determinado punto de anclaje.

En el caso de Richard habíamos visto un punto de anclaje causal en el ilíaco izquierdo, determinado por una cadena de apertura. Siguiendo esa lógica ¿cuál va a ser el objetivo de la corrección? Liberar el bloqueo o la disfunción de ese punto de anclaje, eliminando de ese modo nudo de la cadena que lo está produciendo.

Con Richard vamos a trabajar sobre ese ilíaco izquierdo utilizando una técnica de corrección sobre la cadena de apertura. Aplicando la corrección sobre la zona causal, conseguimos que las cadenas recuperen elasticidad, que el hueso o la articulación recobre su movilidad y su posición, que el músculo equilibre su tono y la fascia su viscoelasticidad.

Vamos a aplicar esa técnica sobre la cadena de apertura en su ilíaco izquierdo, con lo que recuperaremos la movilidad de este. La técnica genera todos esos cambios significativos. El inicio de la recuperación, en el caso de Richard, llevó alrededor de 3 sesiones. En una sesión ya se habían conseguido cambios positivos. En la tercera sesión ya teníamos una mejora radical de su problema.

6.3. La técnica correctiva

¿Dónde voy a centrar mi técnica correctiva? ¿Sobre qué estructura la debo aplicar?

Sabemos que el sistema fascial tiene a la fascia como el elemento central. Es el tejido que comunica todas las estructuras. Partiendo de este concepto, para corregir una alteración de este sistema podríamos tomar como referencia cualquiera de sus partes; abordándolo desde una víscera, un músculo o un hueso.

De hecho, dentro del repertorio técnico, podríamos centrarnos en la víscera, en el hueso e incluso en la articulación, porque el sistema fascial no deja de ser una unidad, así que tratándolo desde cualquiera de sus partes influirás sobre el todo.

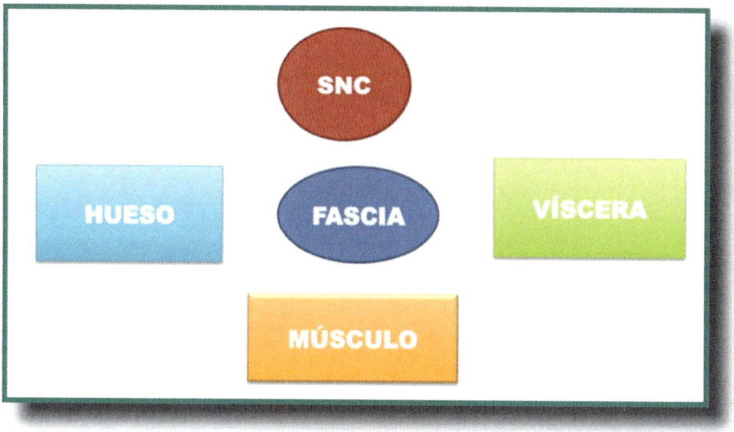

LAS DISTINTAS PARTES DEL SISTEMA FASCIAL

La estrategia correctiva que proponemos se focaliza especialmente en las zonas clave, siguiendo la ley de Pareto: nos centraremos en un 20 % de las opciones correctivas para obtener el 80 % de los resultados.

Por eso aplicaremos las correcciones en primer lugar sobre los puntos de anclaje primarios. En total son 8 puntos de anclaje. Esto hace el trabajo mucho más efectivo, evita que nos dispersemos y nos facilita toda la metodología correctiva.

La técnica correctiva va a actuar sobre el sistema de tensiones recíprocas, es decir, sobre ese modelo de tensegridad que ya explicamos. Básicamente vamos a "dialogar"con esas tensiones para modificar sus alteraciones.

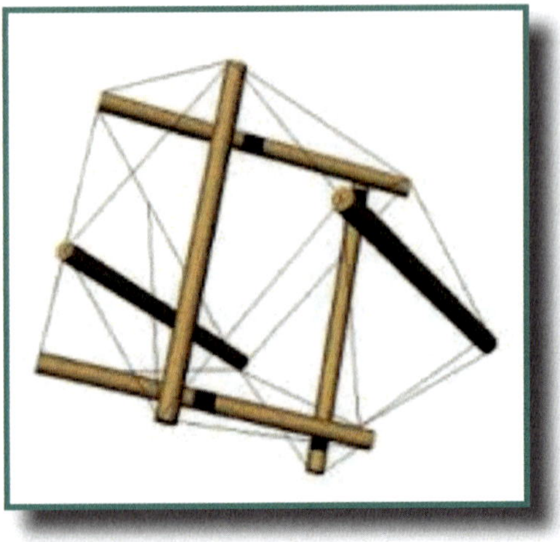

Modelo de Tensegridad: STR

Hay dos maneras de hacerlo: o bien aumentando o bien provocando una disminución de la tensión. Modificando la tensión que estaba bloqueando al sistema, cambiamos la relación entre las distintas partes de este y conseguimos una distensión del bloqueo, nudo o disfunción.

¿Sobre qué estructuras vamos a trabajar para jugar con este cambio de tensión? Sobre los puntos de anclaje primarios, pero siempre teniendo en cuenta cuál es la cadena que lo está bloqueando.

Volviendo al caso de Richard, recordemos que íbamos a trabajar sobre el punto de anclaje ilíaco y que trataríamos la cadena de apertura. Tenemos que percibir el sistema como una unidad, se trata de un todo. Específicamente vamos a centrarnos donde se fija la fascia, que es sobre estos puntos de anclaje primarios. A partir de ahí iremos liberando este punto de anclaje y, en consecuencia, todo lo que depende de él.

Vamos a liberar las cadenas que están relacionadas con ese punto de anclaje: Desde allí modificaremos las distintas estructuras comunicadas con él (músculos, articulaciones, etc.). Estructuras cercanas pero también vamos a liberar otras estructuras muy alejadas del área que estamos trabajando. Este concepto es fundamental y lo tenemos que incorporar rápidamente para hacerlo efectivo.

Hay que entender que, pese a trabajar sobre una zona específica del cuerpo, siempre vamos a repercutir en el conjunto. Se trata de un concepto básico para asumir la globalidad y entender que la causa puede estar muy alejada del síntoma.

Cuando se trabaja un ilíaco también voy a estar generando modificaciones en el cráneo, en el cuello y en el pie. Esto no sucede solamente a nivel articular sino que voy a generar modificaciones en las vísceras, en las vías circulatorias, etc.

6.4. Las distintas técnicas

Lo primero que queremos destacar es que el tipo de técnica que utilicemos no tiene ninguna importancia si no tenemos claro el objetivo de esta. Debemos ser muy conscientes de qué pretendemos liberar, es decir, el problema que determinamos en el diagnóstico. Partiendo de esto, la batería de técnicas es muy amplia. En nuestro caso destacamos y priorizamos las técnicas fasciales y las técnicas miofasciales. Dentro de este campo, vamos a utilizar distintas técnicas, recursos manuales, posturas correctivas y autoposturas.

Además de estas técnicas, que son las que valoramos y con las que más trabajamos en este método, creemos en la posibilidad de combinar y en que es válida la utilización de otras variantes funcionales, así como las técnicas de Trust, que se utilizan en osteopatía o en quiropraxia. También se puede utilizar el kinesiotaping, pero en vez de aplicarlo en las zonas sintomáticas hay que centrarlo en las zonas causales para indicar la dirección de la corrección. Otra opción válida es recurrir a las técnicas neurodinámicas, pero siempre aplicándolas con criterio causal.

En definitiva, la técnica no es lo que define la efectividad de un tratamiento sino el contexto en el que se aplican y para nosotros la técnica va a ser efectiva siempre que se aplique en el contexto global y causal.

6.5. Cómo corregimos el problema de Carmen

Antes de llegar a la conclusión, retomemos un caso del que hemos hablado en capítulos anteriores, que es el caso de Carmen. Ella acudía a nuestra consulta por un dolor cervical recurrente e intenso. Padecía molestias en el hombro izquierdo, así como problemas gástricos y digestivos, pero su motivo principal de consulta era ese dolor latente de la zona occipital.

Recordamos que, a la hora de hacer la exploración y la valoración diagnóstica, llegamos a la conclusión de que, aunque todos los dolores se situaban en la zona superior (en el cuello, cráneo y la cintura escapular), su esfera primaria era la pelvis.

Determinamos que su cadena principal era la cadena de flexión. A pesar de que la queja de Carmen estaba centrada en la zona superior del cuerpo, trabajamos especialmente y en primer término sobre su pelvis. Corregimos su ilíaco derecho, en el que dominaba una cadena de flexión bloqueada, utilizando una técnica que vamos a explicar más adelante, basada en la lemniscata o lemnisca.

Le pedimos a Carmen que se coloque sobre su lado izquierdo en la camilla, con el ilíaco derecho hacia arriba. Colocamos nuestras manos sobre el ilíaco, en la zona del isquion y en la cresta ilíaca y acompañamos ese ilíaco a la facilidad, en el sentido de su patrón de disfunción, hasta que su tensión se relaje. Luego lo acompañamos en el sentido correctivo, sin forzar, permitiendo que el ilíaco pueda bascular hacia la anterioridad.

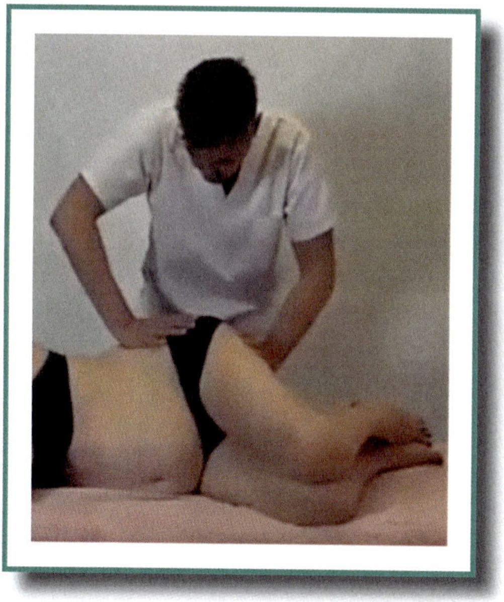

Corrección del iliaco de Carmen en disfunción de cadena de flexión

Luego le pedimos que se pusiese en prono, boca abajo en la camilla y, poniendo nuestra mano sobre el sacro, llevamos a cabo el mismo proceso. Corregimos su sacro, que estaba bloqueado por una cadena de extensión. De esta manera conseguimos una liberación importante del problema principal de Carmen, que luego complementamos trabajando sobre el esternón y sobre el occipital, con técnicas de quite de tensión y de puesta en tensión.

Después de esta primera sesión, Carmen presentó una mejoría considerable en sus síntomas. Su caso, en concreto, tenía algunas disfunciones crónicas, pero con tres sesiones conseguimos que los dolores que estaban en un nivel de ocho o nueve según nuestra escala de evaluación bajaran a un nivel de dos o tres. De este modo, prácticamente pudo retomar su vida normal y complementó este trabajo con algunas sesiones de reprogramación, con lo cual conseguimos que volviese a practicar actividades deportivas y demás.

La base del dolor prácticamente desapareció. En casos como el de Carmen siempre puede haber algún pequeño retorno, pero normalmente si la persona sigue haciendo el tratamiento prolongado (muy importante dentro del proceso correctivo), y practica las autoposturas y los ejercicios que le mandamos, se soluciona rápida y permanentemente.

En nuestra clínica apuntamos a un cambio radical del concepto de salud tradicional. Es un espacio donde el concepto de prevención se aplica a todo paciente. Promovemos un trabajo colectivo en grupos pequeños, basado en la reprogramación global a través de las cadenas miofasciales.

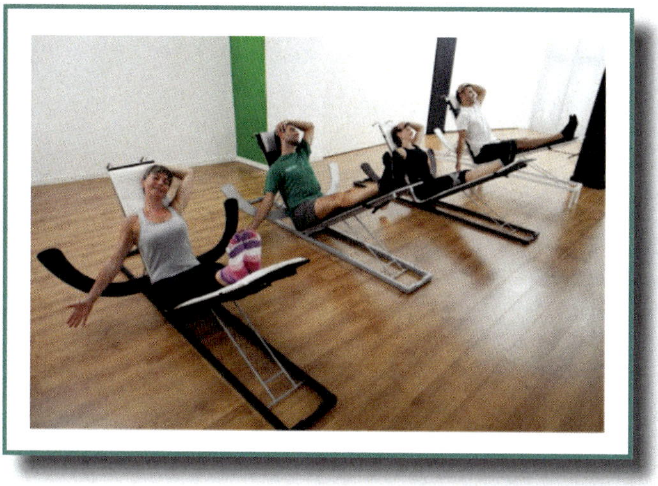

Este trabajo consiste en una serie de posturas y micromovimientos que le pedimos realizar al paciente, siempre combinadas con distintos tipos de respiración para que abarquen el equilibrio global de todas las cadenas. Los pacientes acuden a estos grupos con tal de potenciar y mantener el trabajo que se les realizó en las sesiones individuales con las técnicas manuales.

Promovemos, además, que la gente venga a nuestras clínicas a hacerse una evaluación y a realizar, simplemente, este trabajo preventivo que enseñamos en grupos, incluso con la opción de practicarlas de un modo individual. Las tareas de prevención son de suma importancia. Algunos vienen solo por eso. Otros son pacientes que, tras recuperarse, pasaron al trabajo grupal e hicieron que el boca a boca corriese como la pólvora. Encantados, se lo recomiendan a sus amigos y familiares, los animan a que vengan a colaborar con nosotros, a hacerse una evaluación o a participar en estas actividades, que son básicas para el autocuidado de cualquiera.

Esta propuesta terapéutica y preventiva atrae a muchísima gente. Nos consultan pacientes de distintas zonas de España y también de países de Europa y América. Muchos de ellos están dispuestos a desplazarse hasta nuestra clínica física, porque la técnica, el método y el equipo que lo desarrolla está dando resultados reales, efectivos y de confianza. Por suerte, cada vez contamos con más alumnos formados por nuestro método y eso nos permite derivar pacientes a ellos con total confianza.

Capítulo 7

Las técnicas correctivas

7.1. El abandono de la técnica sintomática

Conforme hemos explicado a lo largo de los capítulos anteriores, nuestra perspectiva en cuanto a las técnicas correctivas se ha ido definiendo acorde a las bases de tal corrección. Si te has leído el libro hasta la página presente, ya no te quedará ninguna duda sobre el sinsentido de seguir tratando a tus pacientes con técnicas sintomáticas: no vale la pena que seguir tirándose de cabeza sobre el síntoma o la zona dolorida en lugar de analizar la globalidad del cuerpo para corregir la zona causal, ¿cierto?

Ya te conté la anécdota de uno de mis alumnos, Luis, muy parecida a la que me cuentan cientos de alumnos en los cursos. Si todavía no estás convencido, con ir aplicando todo lo que te vamos enseñando en este libro podrás comprobarlo por ti mismo.

Corrigiendo el origen del dolor los resultados son indiscutiblemente más efectivos, más rápidos y más duraderos. Por otro lado, verás y verificarás que, tratando solamente el síntoma, en muchos casos se termina generando un aumento de la sintomatología del paciente. Por el contrario, cuando te detienes a realizar un análisis de su causa y además trabajas sobre ella, las posibilidades de empeorar al paciente se reducen drásticamente.

Así que, incluso si no eres del todo preciso en la ejecución de tu diagnóstico, cuando la técnica no se dirige a la zona de dolor tus posibilidades de generar un aumento de la sintomatología disminuyen radicalmente.

Es evidente que si las técnicas sintomáticas no generasen ningún tipo de resultado, alivio o beneficio desaparecerían inevitablemente. La técnica sintomática tiene como objetivo generar un alivio del dolor, pero aunque lo logren, la causa prevalece. Es posible que el síntoma se repita o que el paciente termine compensándolo por otro lado, generando una nueva sintomatología en cualquier otra parte del cuerpo.

Pese a ello, la mayoría de los fisioterapeutas o kinesiólogos tienden a centrarse en los métodos que trabajan la zona del dolor. Es comprensible, porque la idea de tratar el síntoma está muy arraigada en la sociedad, en la medicina y en los pacientes.

Este concepto de que, por norma general, el origen mecánico del dolor estará en un lugar distinto al que se manifiesta proviene especialmente de la osteopatía. Sin embargo, hay muchísimos osteópatas que siguen centrándose en el síntoma, pese a que el concepto de su propia especialidad indica lo contrario.

Actualmente se enseñan prácticas osteopáticas en la universidad, de hecho, existen múltiples postgrados de osteopatía. El problema está en que los mismos osteópatas y profesores no explican este concepto con seguridad, sencillamente porque no están convencidos del todo. Es increíble, pero el gran problema al que nos enfrentamos está en el modelo educativo que impregna las entrañas mismas de nuestra sociedad.

No deja de ser algo aplicable y demostrable. Encontrarás toda la información que necesites en nuestra formación online, donde estaré encantado de poderte ayudar en el día a día clínico. Además, si así lo requieres y estás cerca de Madrid (España), puedes acercarte a mi clínica y verlo en directo.

No es para nada complicado comprobar la eficacia del método en persona, asistiendo a nuestra clínica como paciente, donde te haremos una valoración y te trataremos si es necesario.

http://l.ead.me/bazBff

Aclarado este punto, una vez tengas todas esas herramientas para contrastar, verificar e informarte; adquirir el conocimiento y poder ejercer como profesional, simplemente te animo a elegir la vía que te resulte más cómoda.

7.2. Técnicas de Puesta en Tensión

Partiendo de nuestra evaluación diagnóstica, las técnicas correctivas van a dirigirse en dos sentidos: en la corrección del patrón o en la corrección de las disfunciones específicas de los puntos de anclaje alterados. Pero más allá de cual sea mi objetivo las bases y principios correctivos que proponemos se aplican en ambas situaciones.

En primer lugar mencionaremos las técnicas de puesta en tensión.

De base, nuestras técnicas correctivas juegan con el aumento o la disminución de la tensión dentro del sistema fascial, apoyándonos básicamente sobre los puntos de anclaje de la cadena. La técnica consiste en poner o quitar tensión de la cadena, entre dos o más puntos de anclaje.

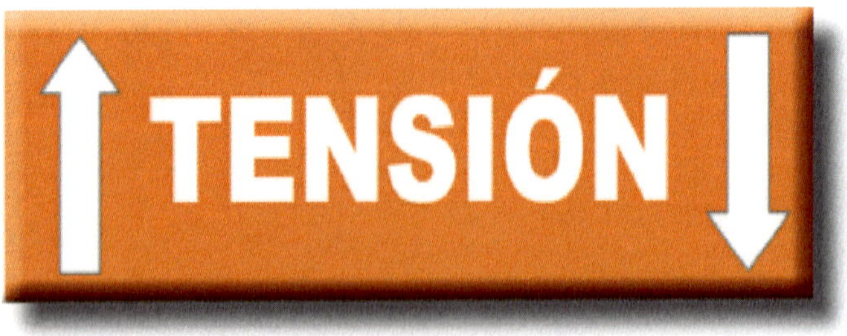

Se trata de unir como mínimo dos puntos de anclaje. Siempre centrándonos en el objetivo principal, que es el punto de anclaje causal. Por ejemplo, si queremos corregir una disfunción de la cadena de extensión, los puntos de anclaje principales van a estar en el sacro, en el occipital y en el calcáneo. De tal forma, la puesta en tensión la logramos aumentando la distancia entre, al menos, dos de ellos.

Si quiero corregir una disfunción de esta cadena en el sacro, le pedimos al paciente que se siente y se flexione hacia adelante, automáticamente vamos a obtener una puesta en tensión de la cadena de extensión que une al sacro y al occipital.

La idea fundamental de la puesta en tensión es poner la cadena en una situación de tensión aceptable para el paciente, sin exceder las posibilidades fisiológicas de la cadena y, por supuesto, que no genere aumento del dolor. No se trata de una técnica de estiramiento, sino de poner en tensión los dos extremos de la cadena.

Lo que intentamos fue llevarlos al límite de lo tolerable, sin ir más allá. Una vez se alcanza esa posición la idea es mantenerla durante aproximadamente un minuto y medio o dos. Es el tiempo que se ha demostrado que se necesita para que se libere la cadena o el punto de anclaje restringido.

Mientras se está manteniendo la postura, pedimos al paciente el tipo de respiración que favorezca la liberación de esta. En el caso de trabajar sobre la cadena de tensión que estamos tratando, le pediríamos una inspiración mantenida para favorecer la puesta en tensión.

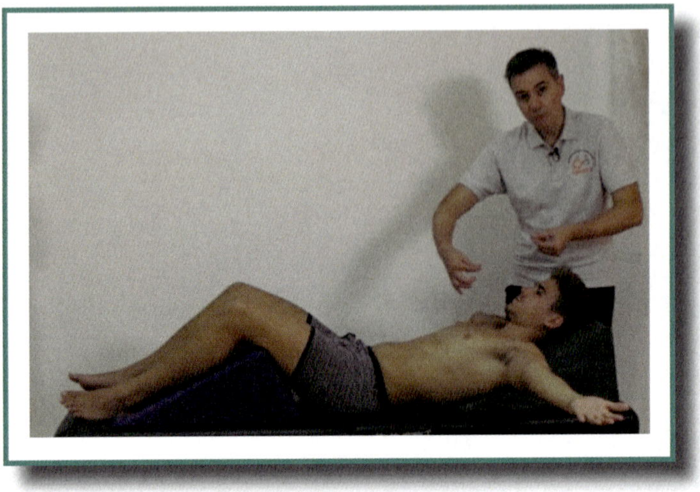

Cadenas de flexión: Postura de "Quitar" tensión

A partir de estos principios, las técnicas de puesta en tensión pueden realizarse como postura de puesta en tensión, como en el ejemplo que acabamos de describir. En este caso, colocaríamos las manos solo para indicar y regular su ejecución pudiendo recomendarse como técnica autocorrectiva. Será la base del tratamiento prolongado y cambio de patrones que conforman una parte muy importante de nuestro tratamiento. Le damos las indicaciones al paciente y que él mismo trabaje con su respiración, manteniendo durante dos minutos la postura.

Partiendo de la postura de puesta en tensión puedo agregar la parte manual a la técnica. En este caso, si el punto de anclaje en disfunción es el sacro, voy a colocar una mano para sentir la corrección, mientras que la otra se sitúa en el occipital para sentir la puesta en tensión.

Mientras mantenemos la puesta en tensión, la mano que está en el sacro percibe la liberación fascial a nivel de esta estructura o este punto de anclaje. Cuando notamos la recuperación de la movilidad en el sacro, terminamos la técnica.

Al agregar la puesta en tensión a la técnica manual, el tiempo de duración depende de tu capacidad palpatoria. Debes estar muy atento a lo que vas a sentir cuando se está produciendo la liberación de la estructura que estamos trabajando.

Estas posturas y técnicas correctivas las podemos aplicar en distintas partes del cuerpo, con distintas cadenas y distintos puntos de anclaje.

La puesta en tensión manual pura

En este caso, vamos a ejecutar la técnica poniendo al paciente en una situación de puesta en tensión. Supongamos que queremos liberar el esternón bloqueado por una cadena de flexión. Colocaremos al paciente tumbado boca arriba, con una mano en el occipital y la otra sobre el esternón.

Generamos una puesta en tensión fijando al occipital en dirección craneal y ejercemos tensión al esternón en dirección caudal. Como siempre se trata de una puesta en tensión sin excedernos, porque lo que queremos es generar un estiramiento hasta donde permita la fisiología del paciente.

7.3. Técnicas miotensivas

La técnica correctiva miotensiva es una variante de la técnica de puesta en tensión. Aquí es imprescindible la acción manual del terapeuta, aunque podemos adaptarla como técnica autocorrectiva con la colaboración del paciente.

Vamos a generar la técnica miotensiva con la mano esternal, que va a percibir cómo se va liberando el esternón, manteniendo siempre la puesta en tensión que pusimos en un comienzo y cuidando de que no se pierda esa tensión, porque en ese caso la corrección no va a ser tan efectiva. Es fundamental mantener durante esos dos minutos la puesta en tensión sin aflojar. Aquí, estamos mostrando para un ilíaco en una cadena de cierre.

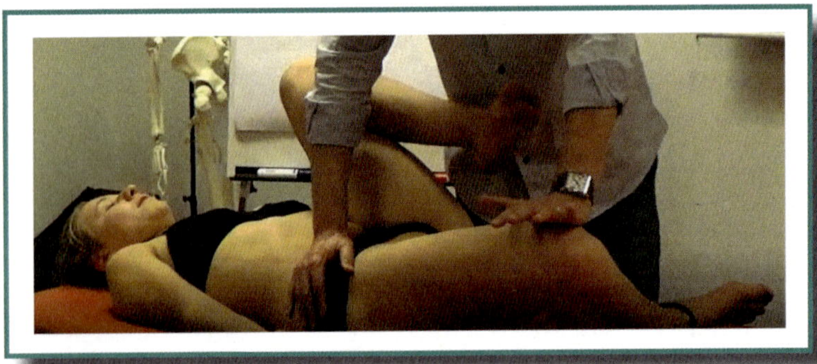

TÉCNICA MIOTENSIVA PARA CADENA DE CIERRE EN ILIACO

7.4. Técnicas de energía muscular

Otro recurso que podemos utilizar es la técnica de energía muscular, una variante más que podemos incluir tomando como base la técnica de puesta en tensión. Se trata básicamente de colocar las manos sobre los puntos de anclaje que quiero tratar pero, al mismo tiempo, le vamos a pedir al paciente una contracción isométrica suave contra mi mano.

Vamos a tomar como ejemplo la postura anterior: una técnica para la cadena de cierre en el ilíaco derecho. Colocaremos al paciente en una postura de cadena de cierre, que es el supino con las piernas flexionadas y el pie apuntando hacia el lado contrario. Dicho de otro modo, la pierna cae en abducción, pero tratando de mantenerse en la misma línea del cuerpo.

A continuación, el terapeuta coloca una mano sobre la espina ilíaca y la cresta ilíaca, mientras que pone la otra mano sobre la parte interna de la rodilla, la epífisis o la extremidad distal del fémur. Vamos a llevar la rodilla hacia la camilla, hasta sentir que ponemos en tensión la cadena de cierre. Una vez hecha la puestaen tensión, le vamos a pedir al paciente que resista el empuje al que le sometemos con la mano.

Mantenemos la contracción isométrica durante aproximadamente 10 segundos y luego le pedimos que se relaje mientras acompañamos suavemente la rodilla en dirección a la camilla, en función de lo que cede la cadena.

Esperamos unos 20 segundos aproximadamente para que ceda bien y luego repetimos la misma contracción unas dos o tres veces. Eso es suficiente como para generar la liberación del punto de anclaje que estamos trabajando, que en este caso es el ilíaco.

Por ello, la mano que tengo apoyada sobre el ilíaco debe controlar la liberación. O sea, a medida que yo pido las contracciones isométricas, percibo cómo el ilíaco va recuperando movilidad. Debería sentir que el ilíaco va recuperando movilidad en la posterioridad, que es donde se le dificultaba.

7.5. Técnicas funcionales

Las técnicas funcionales fueron creadas por Sutherland, en la época de los años 40 y los 50, y consisten en no forzar al tejido. Radican en poner el tejido en una posición de corrección sin forzarla.

Como base, estas técnicas se fundamentan en el concepto de fulcrum o fulcro, que es el punto de apoyo que le damos al tejido a través de nuestra mano. Este sería el punto de partida de la corrección. A posteriori, esta corrección se puede realizar de forma inducida, es decir, favoreciéndola o simplemente realizándola de manera espontánea.

En definitiva, el fulcro o fulcrumva a ser el detonador que despierte al tejido que está bloqueado. En este caso, para nosotros es el punto de anclaje que queremos corregir. Esa va a ser nuestra referencia para apreciar si realmente se produjo la corrección que queríamos generar, por eso, antes de comenzar la técnica tenemos que definir bien el diagnóstico, obviamente.

Principalmente, la idea de esta técnica es colocar el tejido bajo una situación en la que pueda auto liberarse. En tales técnicas es muy importante nuestra capacidad palpatoria para percibir el tejido, en este caso, el punto de anclaje que vamos a corregir. Para aplicar esta técnica vamos a utilizar diferentes principios técnicos, uno de ellos es la neutralidad. Vamos a acompañar el tejido para que el mismo genere la autocorrección.

El segundo principio técnico es el de la compresión. Consiste en acercar las estructuras que queremos tratar, entre sí, para disminuir la tensión del sistema fascial. Aplicamos el principio de quitar tensión a las cuerdas del sistema de tensegridad. Básicamente, la comprensión es quitar tensión al STR.

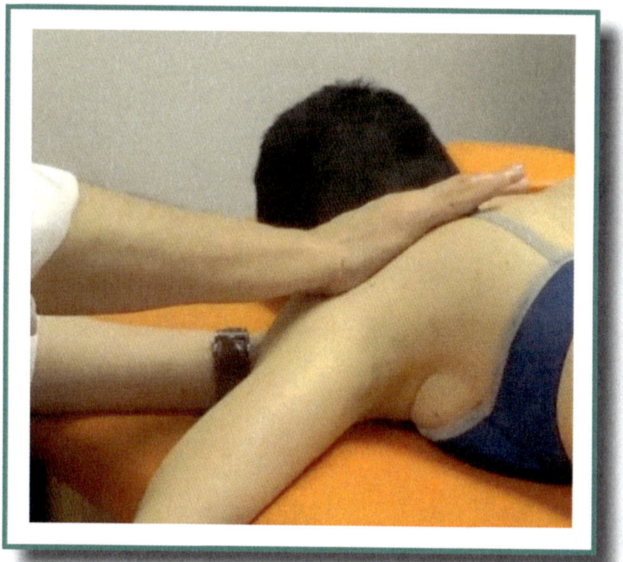

TÉCNICA DE COMPRESIÓN CLAVÍCULA-ESCÁPULA

Otro principio que va en la misma línea es el de facilidad. Tal principio se basa en acompañar las estructuras en la dirección más cómoda. Por ejemplo, si estoy trabajando sobre un ilíaco y compruebo que se mueve mejor hacia la anterioridad que hacia la posterioridad, lo llevo justamente hacia la anterioridad, que es hacia donde le resulta más sencillo.

Lo mantengo en esa posición para que relaje la tensión y así luego me permita ir en el sentido correctivo. Siguiendo los principios técnicos, puedo utilizar la exageración, que sería igual que el de la facilidad, pero lo voy a llevar todavía un poco más allá. Exagero la dirección del punto de anclaje hacia el movimiento que le resulte más fácil. Al igual que en el punto anterior, me quedo en esa posición, esperando a que se relaje la tensión.

El quinto principio técnico es el de la puesta en tensión que, como explicamos, se basa en separar las estructuras hasta donde permita el tejido, para luego ponerlo en tensión. Por último, se lleva en el sentido corrector, en este caso seguimos con el ejemplo del ilíaco, que iría mejor hacia adelante que hacia atrás, lo voy a llevar hacia atrás, hasta donde me permita el tejido.

Llevo el ilíaco hasta donde considero que habrá una tensión cómoda y lo mantengo en esta posición, que sería la dirección de la corrección, esperando que las tensiones se relajen y que él solo pueda seguir su marcha en el sentido correctivo.

7.6. Técnicas basadas en la lemnisca

Supongamos que vamos a trabajar sobre el ilíaco de David. Recordemos que tenía una disfunción en una cadena de apertura, cosa que va a generar una rotación posterior de su ilíaco.

Voy a colocar una mano sobre el isquion y otra sobre su cresta ilíaca. En este caso, cuando coloco las manos, voy a sentir la tensión del tejido que me lleva a la rotación posterior. A continuación, lo voy a acompañar hacia la rotación posterior y lo voy a mantener en esa posición de facilidad, de forma que vamos a generar un detonador.

Esperamos a que el tejido se relaje. Pronto vamos a notar que el tejido quiere ir en el sentido de la corrección: sentiremos que quiere empezar a bascular hacia el sentido de la anterioridad. Lo vamos a acompañar y a partir de ahí seguimos el tejido en la misma dirección, en la medida en que nos permita llegar hasta el nuevo punto de parada.

Cuando llega a un punto de parada significa que tenemos que detener el movimiento hasta que el tejido se vuelva a liberar. A lo largo del recorrido encontraremos dos, tres o hasta más barreras o zonas de parada. Nos vamos a detener en cada una de ellas, pero siempre impedimos el regreso a la zona de la que partimos, que es la de la lesión. Vamos a ir dibujando un ocho con la estructura que estemos tratando (en este caso con el ilíaco). Cerramos el círculo hasta completar el recorrido total.

Si estaba en posterioridad tenemos que conseguir que vaya hacia la anterioridad, para completar la disfunción de la corrección que mencionamos. Como base, la técnica de la lemnisca intenta hacer el recorrido del ocho completamente.

Según la estructura con la que estamos tratando, este ocho va a tener distintas direcciones, y la liberación de la estructura se ve reflejada cuando nosotros completamos esa ida y vuelta, que hace referencia a la reversibilidad de la que hablábamos en capítulos anteriores.

Cuanto más mejore nuestra capacidad palpatoria, más fina será nuestra técnica y vamos a ser más profundos en la corrección. Más allá de esto, podemos empezar a practicar estas técnicas de una manera más directa o estructural hasta que, finalmente, lleguemos a niveles de mayor profundidad.

Lo que aconsejamos a nuestros alumnos en los cursos es, primero, trabajar de una manera más estructural o directa. En el ejemplo del ilíaco, al colocarme sobre él, lo que voy a hacer es llevarlo a la posterioridad, pero luego lo llevo al otro sentido, dibujando ese ocho en todo el recorrido.

En el caso del sacro sería lo mismo, al igual que si estuviera en un pie. La idea es siempre acompañarlo hacia lo que resulta más cómodo y a partir de ese punto empezar a dibujar el ocho, haciéndolo de manera directa.

Una vez que haya trabajado ese ocho varias veces, con distintos pacientes, puedo ir permitiéndome sentir las sensaciones de la tensión de la fascia, para ir desarrollando la técnica de forma cada vez más sutil y llegando a niveles cada vez más profundos.

El concepto es tan sencillo como que: si va en un sentido, tengo que conseguir que vaya en el otro. Primero conduciremos el movimiento hacia la zona que resulte cómoda y luego permitiremos que vaya avanzando, lo que en definitiva es el objetivo.

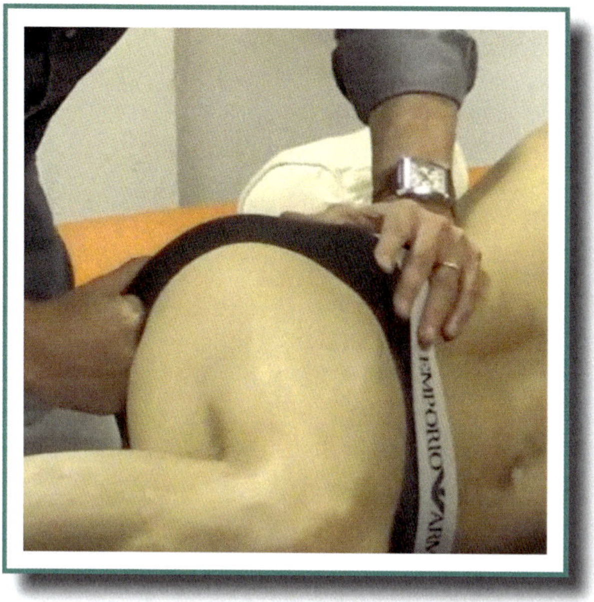

TÉCNICA BASADA EN LA LEMNISCA PARA ILIACO

7.7. Cómo se lo explico al paciente la 1ª vez

Una de las tantas anécdotas que hemos vivido en la formación se centra en Daniel, un alumno de Argentina que estaba aprendiendo nuestro método. Un buen día, un familiar suyo le pidió ayuda con un dolor en el cuello. Él lo evaluó y dictaminó que la raíz del problema estaba en el pie. Lo trató tal y como le indicamos, paso a paso. El resultado fue casi cosa de magia: el dolor disminuido de forma radical.

Obviamente, antes de tratarlo, se le explicó que intentarían solventar su dolencia de una manera distinta. No hubo problemas debido a la confianza personal que existía entre ellos dos, pero desde luego no es lo más común. El paciente te va a castigar con la desconfianza, hay algunos que se sorprenderán y no será tan fácil convencerlos. Por eso es importante hacer docencia todo el tiempo.

En la medida que los pacientes se acostumbran a nuestra forma de tratar, ya saben a lo que vienen. Es más, vienen porque vamos a tratar el origen. En cualquier caso, nuestra forma de transmitirle información al paciente será determinante. A estas alturas, hemos explicado un enfoque de tratamiento que se desvía de lo convencional y que seguramente tiene muchos elementos que te pueden generar conflicto.

En primer lugar, hacer entender al paciente que vamos a solucionar su problema sin tocar la zona del dolor, suele generar cierta resistencia, en especial con algunas de las técnicas para corregir las dolencias. Esa es la cuestión a la que se enfrentan la mayoría de mis alumnos, tanto en mis cursos presenciales como en mis cursos online.

Recuerdo el caso de Carlos, un chico de México, que intentó aplicar lo que iba aprendiendo con sus pacientes, acostumbrados durante muchos años a que los tratara con técnicas sintomáticas enfocadas en la zona del dolor.

Quiso, como corresponde, empezar a aplicar esta metodología y estas técnicas que había aprendido. En una reunión online que tuvimos, me contó que quiso emplearlas con un paciente que le vino con un dolor cervical.

Cuando el susodicho paciente vio que iba a trabajar su pelvis, su sacro en particular, automáticamente se dio media vuelta en la camilla y se sentó mirándolo con los ojos como platos, como diciendo: "¿Qué me estás haciendo, si te dije que a mí me duele el cuello?".

Carlos no supo cómo reaccionar en ese momento, prefirió ahorrarse problemas con el paciente e ir directamente hacia su cuello, haciendo el tratamiento puramente tradicional. En la reunión me preguntó cómo podría convencer a sus pacientes para aplicar estas técnicas sin que dejasen de acudir a su consulta y que, a su vez, se sientan convencidos de que van a recibir un tratamiento para su beneficio, sin producir rechazo.

Lo primero a tener en cuenta es que hay que darle una explicación coherente de nuestro método al paciente. Explícale cuáles son tus objetivos y los beneficios de tratarse de esta manera. Lógicamente, si está acostumbrado a recibir otro tipo de tratamiento durante toda su vida, no podremos cambiar su mentalidad de la noche a la mañana, ni practicar algo diferente sin explicarle nada.

Vamos a trabajar con un método diferente, que ataca a la raíz del problema. La gente se ve muy atraída cuando le explicamos que queremos corregirle la causa y no simplemente aliviarles el síntoma. Si afirmas eso, tus pacientes van a estar muchísimo más predispuestos, en especial aquellas personas que ya han pasado por distintos terapeutas y no les han solucionado el problema.

He aquí un hándicap a nuestro favor. Es muy importante explicarle al paciente exactamente lo que vamos a hacer tras llegar al diagnóstico. Si se lo explicamos de antemano, su actitud y su predisposición serán totalmente distintas.

Esta es una recomendación general para todos los pacientes, pero sobre todo te lo recomiendo a ti, que tal vez sigues aplicando técnicas sobre el síntoma en tu consulta por temor al rechazo. Necesitas ir haciendo este cambio paulatinamente. Al principio te conviene tratar sobre el síntoma, pero al mismo tiempo puedes trabajar la zona causal mientras le explicas a tu paciente por qué lo haces. Si aplicas la metodología de evaluación diagnóstica, como te hemos enseñado, entenderás claramente el daño que puedes hacer con determinadas técnicas sintomáticas y cómo trabajar esa zona dolorida para no empeorarla.

La idea es darle un caramelo al paciente hasta que se vaya acostumbrando a un nuevo sabor. Pronto se habrá dado cuenta de que no es necesario, para nada, tocar la zona del dolor y aceptará esta nueva forma de tratamiento. Este es el proceso que recomiendo a todos mis alumnos, una admisión progresiva de un nuevo paradigma terapéutico y de salud.

Es muy importante saber explicarse. Hoy en día sabemos que la solución o mejora del problema de los pacientes, en un porcentaje hasta del 70 %, depende de la relación y la comunicación que establezcamos con ellos. Así pues, si el paciente está convencido de que este es el camino para mejorar, es mucho más probable que tu técnica sea realmente más efectiva. Por eso siempre es importante informarle y enfocarlo de una manera coherente.

Capítulo 8

¿Por qué la postura y la respiración son claves?

8.1. El Sistema hidro-neumático

A continuación, vamos a profundizar en el concepto de tensegridad, integrando el análisis del cuerpo al mecánico y postural, a la vez que relacionamos este modelo o sistema con el volumen corporal. Entendemos que el cuerpo es un sistema tridimensional y que, por lo tanto, las tensiones de las distintas cadenas no solamente influyen en los anclajes primarios, también repercuten en el volumen corporal, en las cavidades corporales y determinan muchas patologías mecánicas y osteo-articulares. Del mismo modo, también tendrán importante relación con la patología visceral, la respiración y la patología circulatoria.

Hasta ahora, el análisis que hemos hecho del sistema de tensiones recíprocas se ha centrado en el esqueleto del sistema fascial, equivalente al continente o la parte más externa, pero no nos hemos referido al contenido. Vamos a profundizar en dicho punto en este capítulo. Vamos entonces a analizar el cuerpo como un volumen. Sabemos que las fascias se disponen en capas que envuelven los distintos órganos y generan cavidades que se relacionan, en gran medida, con las distintas esferas corporales. Hay capas externas y otras internas que van envolviéndose.

Para explicar el funcionamiento del cuerpo como volumen, utilizamos el modelo del balón, basándonos en el análisis que hace Caroline Stone, una osteópata australiana que relaciona la idea de un balón o globo con el volumen del cuerpo humano. En este caso, el caucho o la goma que rodea el balón, que sería el continente, representa de alguna manera al sistema fascial, lo que sería el sistema de tensiones reciprocas (STR).

Hay además un contenido dentro de ese balón, bien puede ser agua u otro líquido, dependiendo de con qué lo hayamos llenado. Esto es fácilmente extrapolable al funcionamiento del cuerpo humano. El contenido en el cuerpo estaría representado por las moléculas de aire más las moléculas liquidas. Sabemos que el cuerpo contiene aproximadamente un 70% de agua en líquidos y también tiene aire que penetra en nuestros pulmones cada vez que respiramos. El aire y el líquido van a ser el contenido principal del cuerpo humano.

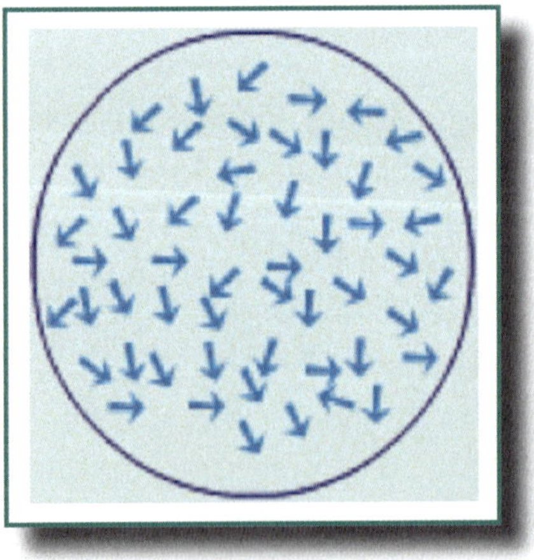

Modelo del balón (extraído de Osteopatía: Modelos de diagnóstico, tratamiento y práctica. J. Parson)

Llevándolo al modelo de tensegridad, el caucho que corresponde al STR representa la fascia, que representa el elemento de tensión continua del modelo de tensegridad. El aire y el líquido representan los elementos discontinuos, el relleno de las distintas cavidades y estructuras, sobre todo de las viscerales y circulatorias. Es el relleno del cuerpo lo que le da consistencia.

Así pues, siguiendo a Caroline Stone, podemos entender al cuerpo humano como un "muñeco hinchable". Imaginemos el cuerpo como un traje entero, un vestido cerrado que representa la piel, la capa mas externa, el ectodermo. Luego añadimos el armazón, los palos que lo sostienen. Esto estaría representado por el esqueleto, que es lo que sostiene al STR con los huesos y las cuerdas. Ahora bien, si solamente fuéramos huesos sería imposible sostenernos, no tendríamos forma. Seríamos como un muñeco deshinchado. Para poder darle forma y que el cuerpo pueda sostenerse necesita tener volumen, algo que lo rellene. La tensión interna se la da el empuje de las moléculas de agua o líquido y el aire que le van a otorgar volumen al cuerpo. Esto es lo que llamamos Sistema Hidro Neumático, SHN, el contenido de aire más líquido distribuido en los distintos tejidos y órganos. Como ya hemos mencionado que esta tensión generada por la entrada y salida del aire repercute en el resto del cuerpo.

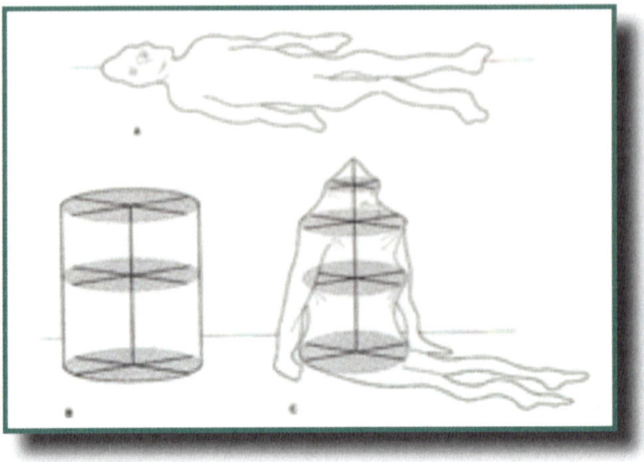

EL MUÑECO HINCHABLE (EXTRAÍDO DE OSTEOPATÍA: MODELOS DE DIAGNÓSTICO, TRATAMIENTO Y PRÁCTICA. J. PARSON)

En definitiva, lo que hacemos es ampliar el concepto de tensegridad corporal entendiendo que, además del STR que representa el esqueleto y que estuvimos analizando hasta ahora, este modelo que representa el volumen que va a darle forma al cuerpo. Por ello afirmamos que el cuerpo cambia de forma según las tensiones relacionadas con las distintas cadenas y que a la vez experimenta modificaciones en la distribución del contenido. El cuerpo es totalmente maleable. Se modifica según cambian las tensiones de las cadenas y según los cambios de presión ejercidos por el contenido. La alimentación, el metabolismo, las exigencias respiratorias, el tipo respiratorio, los gases, etc. Van a influiren la forma del cuerpo y en la actividad de las cadenas miofasciales. Esto afectará de alguna manera el funcionamiento visceral, el volumen visceral, la posición y movilidad de los distintos órganos y, por supuesto, su funcionamiento.

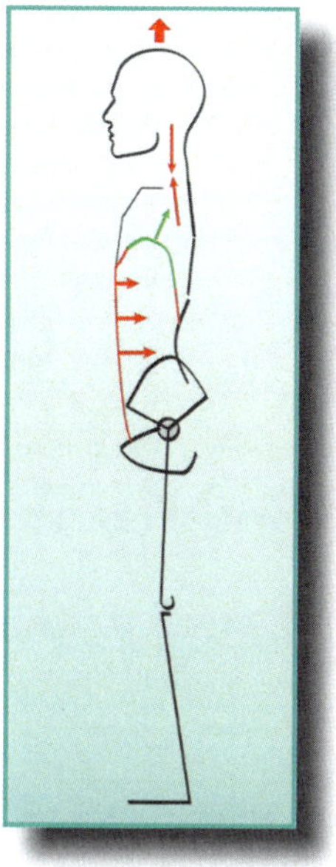

Mecanismo de inspiración fisiológico

Así veremos como una persona estará más hinchado, con más gases o con más retención de líquido en el cuerpo, con más acidez de estómago, etc. Según estos cambios en el volumen corporal.

En síntesis veremos que la tensión de las cadenas influirá sobre los volúmenes corporales pero, a la vez, estos cambios de volumen modificarán la tensión de las cadenas. Según el caso el origen puede estar en el continente o en el contenido.

Así cada persona irá adaptando y modificando su volumen, según las modificaciones que se originan en el continente o en el contenido, pero a la vez nos ofrece la posibilidad de poder modificarlo, haciendo que el paciente modifique estas causas. La maleabilidad corporal demuestra que podemos corregir el funcionamiento del cuerpo de nuestros pacientes. Todo va a depender de la tensión del STR y de los cambios de presión que se van a dar por el líquido y el aire, al que debemos agregar, aparte del de los pulmones, los gases.

Ahora, el modelo de tensegridad agrega este concepto de volumen, lo sintetizaremos en esta imagen:

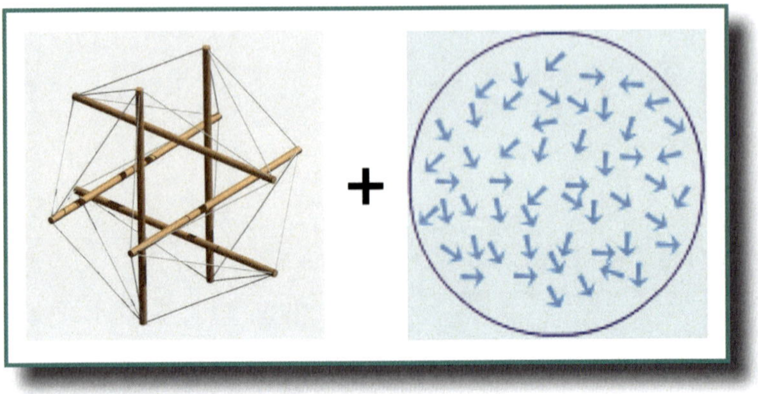

No olvidemos que el STR funciona a partir del sistema nervioso. Van a estar influidos por el sistema nervioso y por la vida del paciente, su forma de funcionar a nivel nutricional, emocional y mecánico. Ahora agregaremos al STR los cambios de tensión constantes del SHN, los cambios que serán en expansión o en retracción del volumen y la cavidad.

Como verás, esto nos amplía mucho el horizonte terapéutico y los recursos para lograrlo.

8.2. La respiración y las cadenas

Todos sabemos para qué respiramos. Lo hacemos automáticamente, sin pensarlo, porque es vital para nuestra supervivencia. Captamos el oxígeno para nutrir nuestras células y eliminar el anhídridocarbónico. Este proceso forma parte de la nutrición celular, el alimento que necesitan nuestras células para vivir y eliminar el anhídrido carbónico que se convertiría en veneno para nosotros.

Lo que nos interesa, en principio, es entender cómo respiramos. Lo hacemos a partir de la orden que viene desde el centro respiratorio del sistema nervioso. Esa directriz, que se produce automáticamente, expande la caja torácica para que entre el aire y podamos ejecutar la respiración. Esta primera acción corresponde al tiempo inspiratorio, es decir, el instante en que los pulmones se dilatan a partir de la apertura de la caja torácica y se permite el ingreso de aire. El segundo tiempo es el de la espiración, que se da también en automático. Es tan simple como que se corta el mensaje que envió el sistema nervioso para que se expanda el tórax y los pulmones, y automáticamente, el aire sale del cuerpo de manera pasiva.

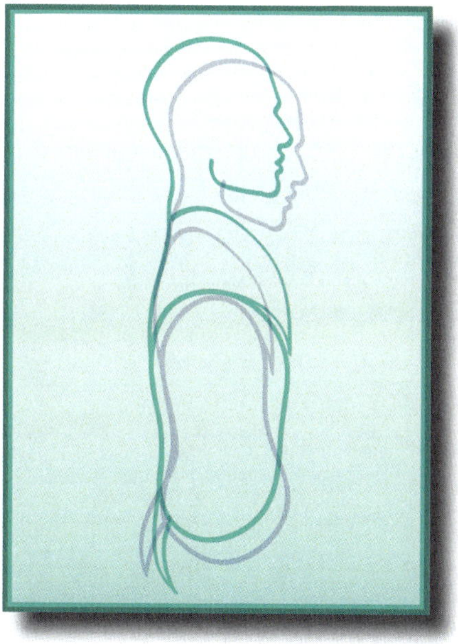

LA RESPIRACIÓN FISIOLÓGICA

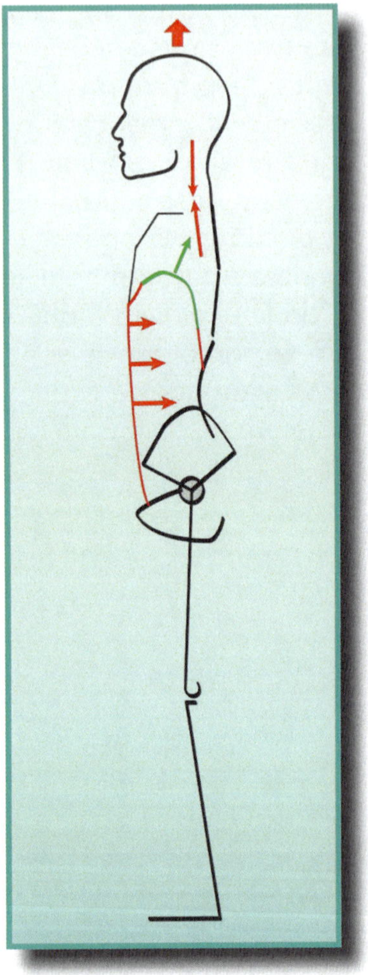

Mecanismo de inspiraciòn fisiológica

Desde la explicación fisiológica, el sistema nervioso se activa de forma inconsciente y a partir de ese momento manda la orden al nervio frénico, que activará el diafragma para que descienda y aumente el espacio en la caja torácica, creando una expansión pulmonar. Para que todo esto ocurra, se está dando un enderezamiento vertebral reflejo. Esta es la explicación básica que todos conocemos para visualizar la respiración fisiológica normal.

¿Cómo se explica el mecanismo respiratorio a través de las cadenas miofasciales?

Siguiendo este proceso fisiológico decimos que la cadena que se va a activar, es la cadena de inspiración. Cuando llega la orden del sistema nervioso se genera una leve flexión anterior del cráneo y, a partir de aquí, se produce un enderezamiento de la columna cervical que luego se transmite al resto de la columna. Es decir, el enderezamiento viene desde el cráneo hacia caudal. A la vez, a través de esta cadena se activa el diafragma, el y el transverso del abdomen.

A partir del análisis de la respiración fisiológica, podemos hablar de tres tipos respiratorios: adinámica, dinámica y la respiración forzada.

En primer lugar, la respiración adinámica se da en situación de relajación, cuando estás tumbado o sentado, cuando el cuerpo no está sometido a la acción de la gravedad, cuando los músculos están "descargados" y las cadenas están relajadas. En esa situación es cuando se produce la respiración adinámica, cuando no influye la acción de la gravedad. La respiración en reposo se caracteriza porque en su fase inspiratoria, normalmente, va a implicar una expansión del abdomen. La llamada respiración abdominal no es otra que la respiración que realizamos naturalmente en reposo.

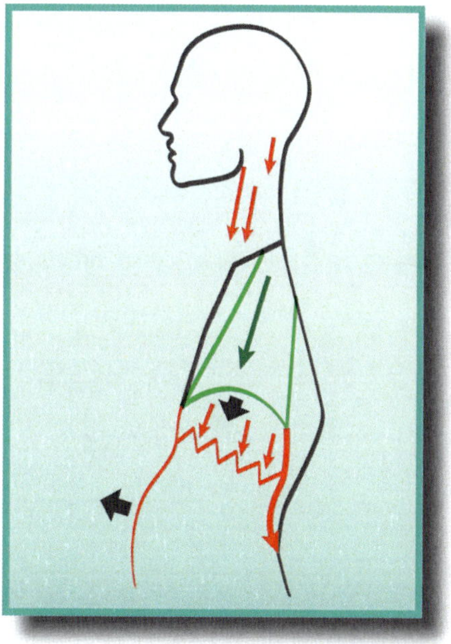

Respiración en reposo: fase inspiratoria

El segundo tipo respiratorio, la respiración dinámica, es propia de una persona que está de pie. El individuo está sometido a la acción de la gravedad activando la acción de las cadenas. En este modelo respiratorio se activa la cadena de inspiración. A partir de que esta cadena toma un punto fijo en el cráneo, los escalenos fijan las costillas superiores, elevándolas para ampliar la caja torácica. Va a haber un descenso del diafragma, ampliando más el diámetro vertical del tórax y activando el transverso del abdomen que controla la presión abdominal. De este modo, el transverso del abdomen impide la expansión abdominal. Por lo tanto, la respiración abdominal, recomendada habitualmente, es fisiológicamente imposible o absurda con el individuo en posición de pie.

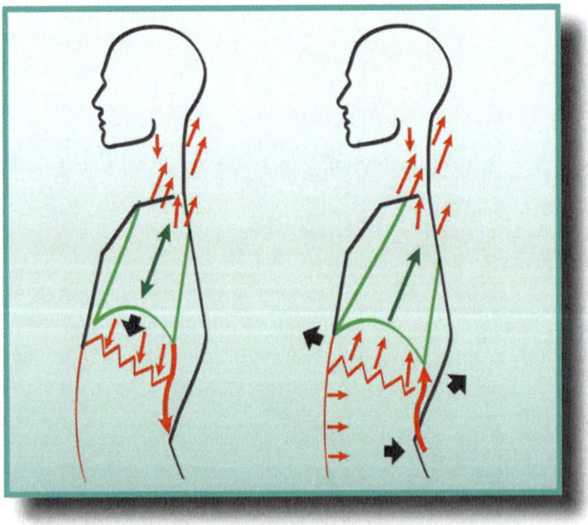

Los dos tiempos de la respiración dinámica

El tercer tipo respiratorio es la respiración forzada. Es un tipo de respiración que se da cuando estoy sometido a un esfuerzo y necesito la activación de otras cadenas, que me van a ayudar a ampliar mis cavidades para que penetre más aire. Así pues, además de la cadena de inspiración, en este caso se van a activar las cadenas de extensión y de apertura. En la espiración forzada se activan las cadenas de flexión y de cierre.

En la respiración forzada participan todas las cadenas, unas en el tiempo inspiratorio y otras en el tiempo espiratorio. Un dato importante al hablar de la inspiración es mencionar el concepto de apnea como una fase más de la respiración.

En la descripción de los distintos mecanismos de la respiración es importante destacar la apnea. En la respiración habitual siempre hay un momento de apnea, que puede ser más amplio o más corto de acuerdo con las características y al funcionamiento de cada persona. Tendrá características particulares según las cadenas dominantes, pero estará presente en todos los patrones posturales. En todos los casos habrá un momento en el que la respiración se detiene, se bloquea, a veces generando mucha tensión, y puede dar tanto en la fase inspiratoria o espiratoria. Es decir, el momento de apnea puede ser en fase inspiratoria o espiratoria.

La vamos a encontrar presente en todos los patrones. Por ejemplo, si en ti predomina un patrón de cierre, vas a tener una tendencia a una apnea espiratoria y, en cambio, si tuvieras un patrón de extensión, vas a tener una tendencia a la apnea inspiratoria. Tu patrón condiciona el tiempo respiratorio de tu apnea y también condiciona el tiempo en que esta se prolongue.

Pero además del patrón de apnea, según cual sea tu patrón, voy a tener más facilitado uno de los dos tiempos respiratorios. En el patrón de cierre va a estar más facilitado el tiempo espiratorio y en el de extensión estará más facilitado el inspiratorio.

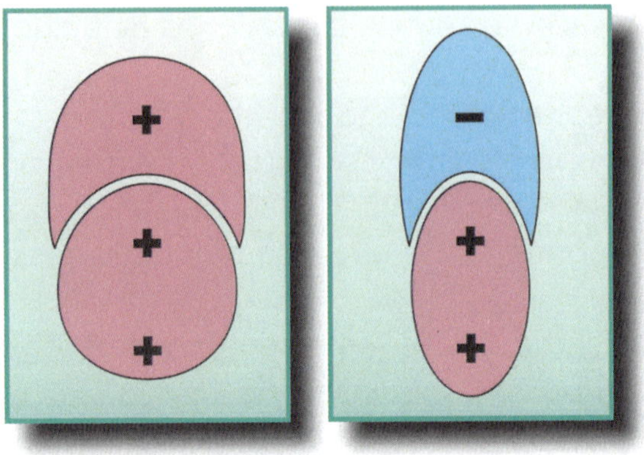

APNEA INSPIRATORIA APNEA ESPIRATORIA

Alguien puede preguntarnos en este punto por la apnea nocturna. Aquí ya estaríamos hablando de una patología compleja porque tiene que ver con el sistema nervioso, con el nivel inconsciente. Hay factores, sobre todo emocionales, que influyen en la apnea del sueño, que también está condicionada por el patrón postural y por el bloqueo de las cadenas. Las cadenas influyen en las apneas nocturnas en función de los bloqueos de estas y del patrón dominante al que obedecen. Es algo que se puede mejorar sustancialmente con un tratamiento adecuado. Podemos trabajar desde las cadenas: conforme liberemos esos bloqueos mejoraremos esas apneas del sueño en un grado más o menos importante.

8.3. Patrones posturales volumétricos

Analicemos ahora los patrones posturales desde el volumen corporal, las modificaciones de las presiones internas y la incidencia del patrón respiratorio predominante. Vamos a ver la influencia de las cadenas en la forma postural, la circulación, la respiración. Veremos también cómo estas modificaciones volumétricas pueden determinar diferentes patologías pero también veremos que comprendiendo este funcionamiento las podemos solucionar.

Para ello, vamos a retomar el análisis de las apneas. Habíamos dicho que, de acuerdo con mi patrón postural y a las cadenas dominantes, vamos a tener una tendencia a un bloqueo en la apnea inspiratoria o espiratoria. Digamos que el patrón de inspiración, junto con el de extensión y apertura, van a tener una tendencia a generar bloqueos en apnea inspiratoria. Los patrones de espiración, cierre y flexión tendrán una tendencia al bloqueo en la apnea espiratoria. Por lo general, cada individuo suele presentar diversas combinaciones de cadenas, es poco frecuente encontrar una persona totalmente dominada por un patrón determinado. Tal vez en ti predomina un patrón de inspiración, pero este se combinará probablemente con otro de cierre en tu cintura escapular y cierta tendencia a la extensión en otra parte del cuerpo. Cuando ocurre esto encontraremos distintas combinaciones de apneas y de patrones.

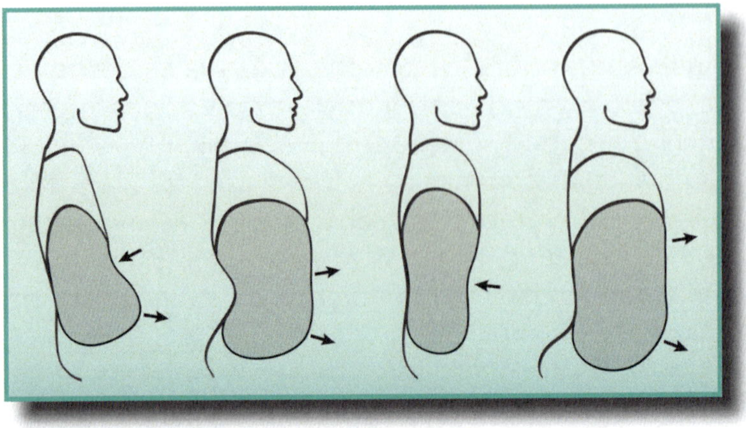

MODIFICACIONES DE LA RESPIRACIÓN
Y LAS CAVIDADES SEGÚN CADENA DOMINANT

Las imágenes muestran, según patrón que domina, cómo va a ser mi respiración. En principio lo que estaríamos trazando es un análisis de la relación entre la respiración y el volumen o la modificación de las cavidades. De acuerdo con la cadena que domina en el individuo vamos a detectar un determinado patrón volumétrico y, por lo tanto, el espacio de nuestras cavidades va a modificarse.

¿Cómo es la mecánica de adaptación en cada esfera del cuerpo?

En un principio tenemos dos esquemas de funcionamiento: cuando el cuerpo necesita expandirse va a apelar a las cadenas posteriores y cuando necesita retraerse va a apelar a las cadenas anteriores. Si yo necesito ampliar mis volúmenes respiratorios (ampliar la inspiración) necesito de mis cadenas posteriores y, viceversa, si necesito disminuir mi volumen respiratorio, voy a apelar a las anteriores.

Si, por ejemplo, el funcionamiento de mi sistema digestivo hace que me llene de gases, voy a necesitar de mis cadenas posteriores para conseguir una expansión del volumen abdominal. Si tengo una patología respiratoria en la que necesito ampliar el volumen torácico, para facilitar la entrada de aire a los pulmones, como en el caso de los asmáticos. Las cadenas posteriores se ocupan de ampliar mi volumen torácico.

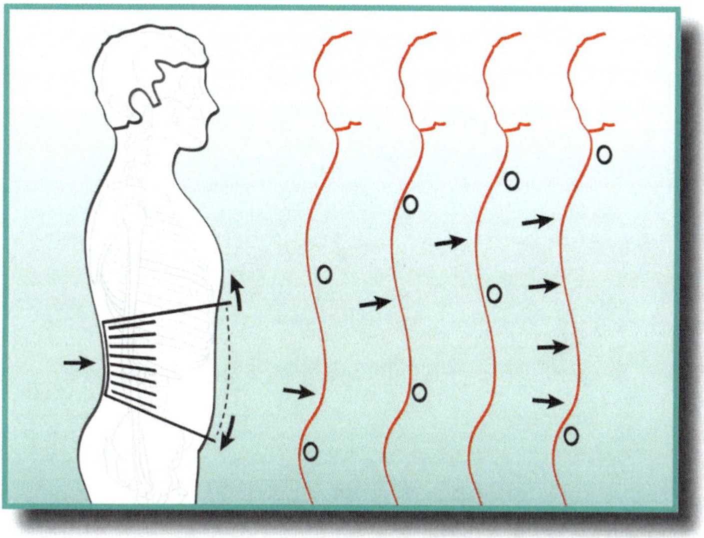

MECANISMO DE EXPANSIÓN

Por el contrario, si me someto a una cirugía en la que me quitaron un órgano, como es el caso de una mujer a la que le quitan el útero, la cavidad pélvica pierde volumen y necesita retraer ese sector del cuerpo. Requiere que sus cadenas anteriores, fundamentalmente las de cierre, se activen. Lo mismo ocurre cuando con la caída un órgano. Una ptosis de un riñón o una caída de estómago obligan a ejercer modificaciones del volumen. En este caso, sucedería en la cavidad abdominal y se necesitaría apelar a las cadenas anteriores para generar esa adaptación.

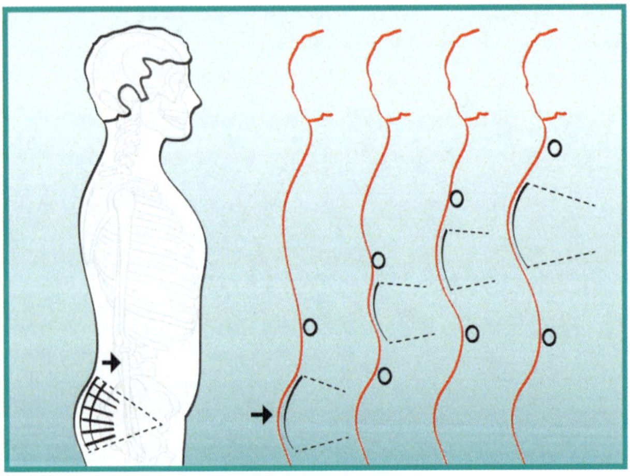

Mecanismo de retracción

El Sistema de Tensiones Reciprocas, STR, y el SHN están en permanente integración y adaptación de sus acciones. Es decir, cuando hay modificaciones del contenido, las cadenas reaccionan para auxiliarlo, acortándose, contrayéndose, aumentando o relajando su tono para generar las adaptaciones necesarias del volumen.

Podemos ver este interjuego de las dos partes del sistema de tensegridad desde la perspectiva opuesta: si tengo un exceso de una cadena, también acabará produciendo adaptaciones del volumen y cavidades corporales. Con un dominio o una tipología marcada por mi cadena de extensión, mi tendencia será un expandir de mis cavidades, debido a la desactivación de mis cadenas anteriores.

Este caso en concreto tenderá a la expansión torácica y abdominal: si estoy acortado por detrás, lógicamente, me expando por delante y mi cavidad abdominal verá facilitada su capacidad de expandirse. Por eso una persona con mucha barriga tendrá un exceso de su cadena posterior, bien sea por causa interna (del contenido) o externa (del continente).

Podemos ver este interjuego de las dos partes del sistema de tensegridad desde la perspectiva opuesta: si tengo un exceso de una cadena, también acabará produciendo adaptaciones del volumen y cavidades corporales. Con un dominio o una tipología marcada por mi cadena de extensión, mi tendencia será un expandir de mis cavidades, debido a la desactivación de mis cadenas anteriores.

8.4. Los esquemas de adaptación

Estas modificaciones en las cadenas generan cambios en las distintas cavidades, generando cambios de tensión y de presión que determina, por ejemplo, el tipo de respiración de cada persona.

A su vez, estos esquemas adaptativos generarán compresiones nerviosas y circulatorias, modificaciones o desgastes articulares, tensiones reactivas de las cadenas o cambios de presión que afectan al funcionamiento visceral, entre otros.

Las modificaciones producidas por la interacción entre el STR y el sistema hidro-neumático generan distintas patologías o, por lo menos, una tendencia a que las mismas se produzcan. Son mecanismos explican los procesos las disfunciones causantes de la mayoría de los síntomas que presentan nuestros pacientes, desde la perspectiva de la postura y la biomecánica global.

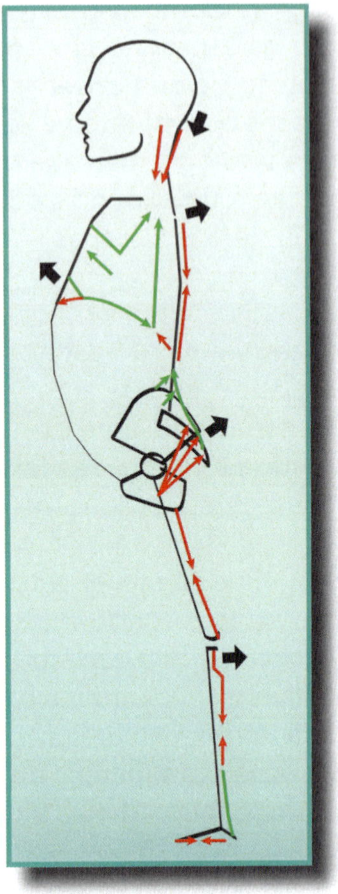

Estudiemos, a partir del análisis de Ph. Campignion, un caso donde domine claramente la cadena de extensión. Cuando en una persona domina la cadena de extensión vemos una proyección hacia adelante, que presenta una expansión de sus cavidades tanto torácica como abdominal y pélvica. Como resultado, tenemos un tórax con un gran diámetro artero-posterior y una tendencia a la apnea inspiratoria.

Un individuo con estas características presentará una sintomatología musculoesquelética que se refleja en las cadenas profundas, las cuales se reactivarán especialmente. En este caso la cadena de inspiración sería su antagonista principal, que va a intentar enderezar a la persona a

ADAPTACIONES DE UNA TIPOLOGÍA DE EXTENSIÓN

toda costa y va a dar sintomatología a nivel de los músculos profundos, como en el cuello o de la zona lumbar.

A la vez puede generar distintas patologías viscerales. El esófago está traccionado hacia arriba y el estómago tiende a entrar en hiato esofágico, lo que podría generar una hernia hiatal con sintomatología digestiva, como gastritis o reflujo. A la vez, se pueden traducir en dolores dorsales, cervicales o costales por reactividades mecánicas o por vía refleja (inervación).

A nivel de la pelvis, encontramos un periné estirado en sentido anteroposterior. El suelo pélvico tiene poca capacidad para sostener a los órganos como la vejiga o el útero. En consecuencia, el exceso en la cadena de extensión facilita la posibilidad de descenso de estos dos órganos, pudiendo generar prolapsos. Las consecuencias sintomáticas serán incontinencias, problemas ginecológicos (amenorrea, infertilidad, etc.) así como lumbalgias, ciáticas, sacroileitis o coccigodinias entre otras.

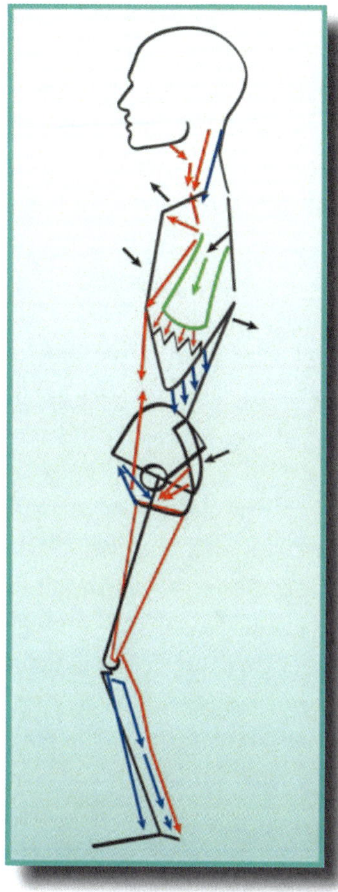

TIPOLOGÍA
DE
ESPIRACIÓN
Y
CIERRE

Si analizamos un caso distinto como una persona que tiene un patrón de espiración. Por ejemplo cuando dominan la cadena de flexión y de cierre, que son dos cadenas anteriores, encontramos una retracción de las cavidades y un tórax bajo, o sea, un diafragma que está descendido posicionalmente y que a la vez presentará un patrón espiratorio.

Este esquema favorece la apnea espiratoria. Es un diafragma descendido, con el tórax está traccionado hacia abajo y el diafragma relativamente alto al encontrarse en posición de espiración, lo que genera una alteración de las funciones digestivas y del tránsito intestinal.

Puede ser que aparezca una tendencia al estreñimiento, ya que el intestino tiene muy poca movilidad debido al bloqueo del diafragma durante la espiración. Tener un tórax bajo también favorece la instalación de problemas broncopulmonares, como el broncoespasmo.

En cuanto a la pelvis, vamos a tener una tendencia a la incontinencia por exceso de tensión en la musculatura del periné, que está bloqueado y casi sin movilidad, cosa que afecta a la capacidad propioceptiva de los esfínteres uretral y anal.

Probablemente esta persona tenga mucha presión en el esófago por la tensión generada por las cadenas de cierre y flexión, lo cual puede generar problemas de deglución ya que la cadena deglutoria está acortada y sin movilidad.

Si lo analizamos desde el punto de vista musculoesquelético, comprobaremos que las cadenas anteriores son las que están dominando, pero sintomatología va a manifestarse en las cadenas posteriores, que serán las reactivas.

Las cadenas antagonistas a la cadena de flexión son las de extensión o la de apertura, que presentarán dolor reactivo. Vamos a tener dolores en los paravertebrales, cervicales y trapecios en la zona cráneo-torácica. A nivel pélvico puede haber reactividades en el piramidal izquierdo o falsa ciática por la cadena de apertura izquierda. La cadena de cierre causal puede generar, por ejemplo, tendinitis del supraespinoso o cervicobraquialgia al reactivarse los escalenos y comprimir el plexo braquial.

Siguiendo con la relación entre patología y postura, recordemos que las patologías viscerales también condicionan la postura y las alteraciones funcionales de las vísceras, las cuales generan disfunciones de los puntos de anclaje y, en consecuencia, aparece una sintomatología musculoesquelética. En una pericarditis (inflamación de los envoltorios del corazón), las cadenas de cierre se activan para protegerse de la inflamación del pericardio y el dolor que eso genera.

El paciente instala una cadena de cierre, localizada en la izquierda de su tórax y cintura escapular, con lo que vamos a ver una asimetría fuera de lo fisiológico. Si no tenemos en cuenta estos mecanismos, probablemente trataríamos tan solo lo relativo a la musculatura. Por eso es tan importante el interrogatorio con el paciente, porque una pericarditis que a lo mejor fue antigua y ya está superada pudo generar una compensación en el cuerpo del paciente.

De la misma manera, se puede generar una pericarditis (a partir del análisis de L. Busquet), o una compensación a partir de una hernia hiatal. Un paciente con hernia hiatal, por ejemplo, provoca que sus cadenas de cierre o flexión, sobre todo del lado izquierdo, se acorten generando un bloqueo y una descompensación. Esto puede conllevar bloqueos a nivel de la zona escapular, en el punto de anclaje clavicular, y después generar una sintomatología a nivel de la musculatura del trapecio o de los paravertebrales, como reactividad o compensación al bloqueo de esta cadena.

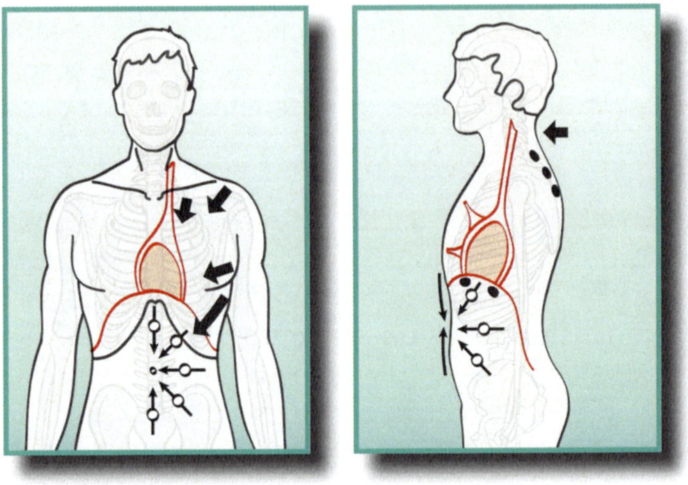

Compensaciones músculoesqueléticas a partir de una pericarditis (Busquet)

Esto es importante destacarlo para tener presente la importancia de las vísceras. De este modo, comprenderemos como por una alteración mecánica que genera de la hernia hiatal, por ejemplo, produce simultáneamente compensaciones a nivel de las distintas cadenas y sintomatología o patología tanto visceral como músculoesquelética.

Además, una compensación de este tipo puede generar una escoliosis dorsal, así que se debe tener en cuenta un posible origen visceral.

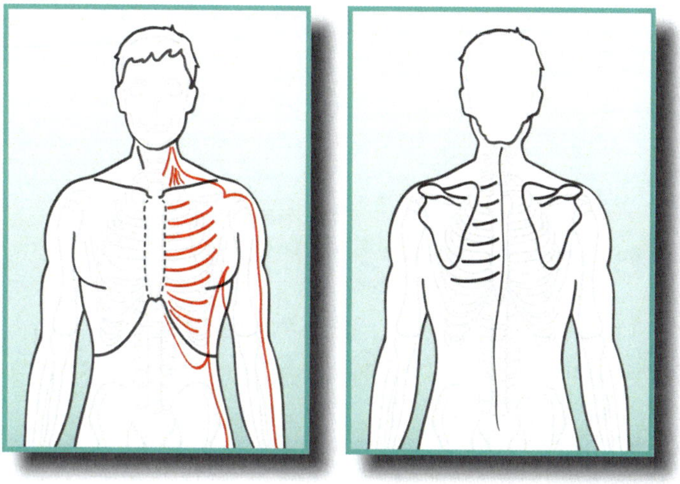

Retracción de cadena de cierre por causa visceral / Escoliosis visceral

8.5. Postura, dolor y patología

Siempre se ha responsabilizado a la postura como causante del dolor, de tal manera que se insiste en mejorar dicha postura para disminuir la sintomatología y las patologías mecánicas del cuerpo. Sin embargo, en los últimos años, se han publicado algunos estudios y artículos científicos que rebaten este argumento. Tales investigaciones, básicamente, indican que no existe ninguna relación entre la buena postura, las patologías y los dolores que puede padecer el paciente.

Ahora bien, esto lo podemos interpretar de distintas maneras. Si pretende descalificar a los profesionales que damos una gran importancia a la postura en nuestros tratamientos, como harían los defensores de los enfoques clásicos, parece tarea fácil. Simplemente, han de indicar la escasa relación que hay entre el dolor de espalda y la presencia de hipercifosis o hiperlordosis. Debería bastar para descalificar los enfoques posturales.

El problema es que el concepto clásico de postura mide los desequilibrios corporales en función de la línea de gravedad en el plano sagital y el plano frontal. Se observa si la persona tiene las curvas aumentadas y se la califica como "hipercifótica o hiperlordótica". Si el paciente tiene desajustes en el plano frontal, como puede ser una escoliosis, se le cataloga como escoliótica o se dictamina que padece de genu varo o genu valgo, en función de la posición relativa a las rodillas, juntas o la caída del arco plantar, que corresponde a un pie plano valgo. Esta es una forma muy limitada de evaluación de la postura. Está claro que no es el camino.

Estos artículos desmontan viejos mitos, demostrando que no hay un correlato entre lo que se considera tradicionalmente como una "buena" o "mala" postura y el dolor que padece el paciente. Estamos totalmente de acuerdo en eso. Si has entendido lo que hemos explicado a lo largo del libro, sabrás por qué no nos centramos en la patología ortopédica. No creemos que sea clave determinar si la persona tiene aumentada la cifosis dorsal o la lordosis lumbar, porque resulta una obviedad en muchos casos. Lo importante del análisis postural es observar las disfunciones que alteran la economía postural y obligan al cuerpo a generar compensaciones. Allí está la causa del dolor, así que, si somos capaces de evaluarla, podemos afirmar que efectivamente la postura nos indica el origen del dolor.

Sostenemos, a partir del concepto osteopático y de cómo están funcionando las cadenas de su cuerpo, que la forma de analizar al paciente no es calificándolo según el aumento o no de sus curvaturas, o apuntando a la desalineación de sus distintos segmentos. ¡Esto no explica el dolor, no nos explica nada! Este libro te propone ir más allá de los limitantes conceptos de postura buena o postura mala. Desde la visión ortopédica, propone la alternativa de analizarla a través de la observación de las cadenas.

Por eso afirmamos que no hay una postura ideal. Se puede tener una curva cifótica aumentada y sin embargo estar equilibrado, o una rectificación cervical y sin embargo no tener síntomas. Es incluso posible que una persona teóricamente muy bien equilibrada presente muchos dolores de espalda y que otra con hipercifosis no los padezca.

En conclusión, la evidencia científica reafirma que la patología ortopédica y la patología mecánica no explican el dolor que puede padecer la persona y, por ello, con más razón enfatizamos nuestra propuesta de aprender a mirar el cuerpo de otra manera, a través de las cadenas. Hay que ver más allá de lo que revela la visión clásica de postura.

Estas afirmaciones están respaldadas por diversos artículos científicos que se han llevado a cabo bajo mediante una exploración concreta y objetiva. Durante la investigación se toman una serie de casos que tienen determinadas alteraciones ortopédicas clásicas y, en base a sus resultados, se evidencia el sinsentido de afirmar que la postura influye en el dolor. Hemos tratado con decenas de casos de pacientes que, según la medicina clásica, estaban alineados y sin embargo se estaban quejando de alguna dolencia.

Un segundo artículo demuestra que no hay relación entre el daño del tejido y el dolor. Es decir, que no existe una relación directa entre una artrosis, una tendinopatía o una hernia discal y la sintomatología que presenta la persona.

A través de una importante cantidad de casos, se demuestra que el criterio de la medicina tradicional, que afirma que el dolor es sinónimo de patología (articular en este caso) y la patología es sinónimo de dolor, no es acertado. Porque si bien hay gente que experimenta dolor y tiene alguna patología, también hay muchas otras personas que no tienen ninguna patología y sin embargo presentan dolor o, por el contrario, teniendo una patología articular que no presenta ningún síntoma. Por ese motivo no podemos argumentar el dolor desde el daño del tejido o desde la patología, tal y como comenté en los primeros capítulos.

Capítulo 9

Qué es la torsión en el cuerpo. La búsqueda de la simetría

Tradicionalmente, hemos asumido el concepto de que el cuerpo es simétrico. Estamos acostumbrados a ver libros de anatomía con ilustraciones de cuerpos perfectamente proporcionados en ambos lados. Incluso cuando estudiamos la postura o la biomecánica en las universidades (y fuera de la universidad también), en la Facultad de Fisioterapia, Kinesiología o Educación Física nos enseñan a buscar desesperadamente la simetría del cuerpo, persiguiendo el mito del equilibrio ideal. Existen varios métodos de trabajo corporal empeñados, del mismo modo, en alabar este concepto.

Bajo esta creencia, nacen los métodos de evaluación de la postura a los que estamos habituados. Pero como no hay conocimiento de las cadenas, aunque en muchos casos se las mencione, las valoraciones se limitan a comparar las diferencias derecha-izquierda en función de esa supuesta simetría ideal.

En el presente capítulo, vamos a romper este esquema preconcebido o por lo menos lo intentaremos aclarar, partiendo de la base de que el cuerpo en realidad no es simétrico. Naturalmente, el cuerpo presenta asimetrías fisiológicas. Es más, todos nos encontramos en torsión. Si comprobamos posición relativa o movilidad de las articulaciones vertebrales, por ejemplo, todas están en situación de torsión relativa. Muchos de quienes se dedican a la terapia manual se obsesionan con corregir las torsiones del cuerpo, cuando en realidad, ¡la torsión es la normalidad! Así que procedamos a aclarar estos conceptos.

Me gustaría preguntarte, ¿alguna vez te encontraste con alguien totalmente simétrico? Si exploraste en forma comparativa la movilidad de ambas caderas, por ejemplo, ¿alguna vez encontraste que ambas tienen la misma movilidad? O al observar el largo de piernas en posición supino ¿ambos miembros inferiores estaban igualados?

Espero que no. Pero te anticipo que, si encontraste alguna de estas simetrías, seguro que esa persona tiene un problema, porque esto no ocurre de forma fisiológica. Y si encontraste estas asimetrías y trataste de eliminarlas, tal vez estés confundiendo el objetivo.

La primera premisa que debes tener en cuenta es que el tono o la tensión de las distintas cadenas miofasciales se distribuye de manera diferente a derecha y a izquierda. Las cadenas de flexión, de cierre y de inspiración presentan un mayor tono o tensión en el lado derecho, mientras que las cadenas de extensión, apertura y espiración lo presentan por la izquierda.

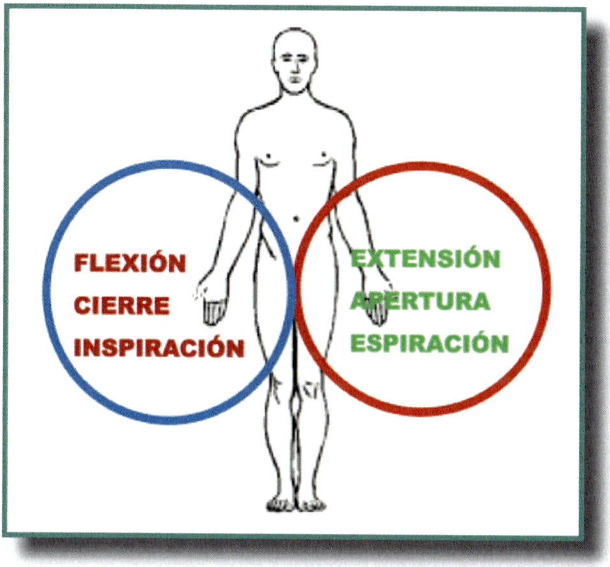

DOMINANCIA DE LAS CADENAS

Esta distribución de tono o tensión de las cadenas no es para nada arbitraria pero tampoco existe una explicación fisiológica. Es un hallazgo fruto de la investigación llevada a cabo por Godelieve Denys Struyf, quien realizó un exhaustivo análisis a lo largo de muchos años y con una gran cantidad pacientes. Si bien no existe algún estudio científico que pueda demostrar o explicar tal fenómeno, se trata de un hallazgo clínico totalmente evidente. Podemos inferir que por razones funcionales el sistema nervioso determina esta disposición que domina en la mayoría de las personas. Hay un porcentaje menor al 10% que tiene esta dominancia invertida y no se relaciona con la dominancia de lateralidad, o sea que la persona sea zurda o diestra.

Debido a esta diferencia fisiológica de tono, podemos afirmar sin temor a duda que todos somos asimétricos y que tenemos una determinada torsión fisiológica. Pero además, podemos afirmar que esta torsión y asimetría no es caprichosa, sino que responde a determinados parámetros que deben coincidir en la mayoría de las personas. Esta será una premisa clave de la cual vamos a partir para realizar cualquier análisis postural o para evaluar el funcionamiento biomecánico del cuerpo.

Por mi parte, llevo muchos años observando este aspecto en mis pacientes y he descubierto un patrón que se repite en prácticamente en el 100% de los casos. Incluso he visto a algunos pacientes con la distribución completamente invertida, estando sus cadenas predominantes en el lado opuesto.

Este parámetro nos va a servir durante el análisis de la postura y biomecánica de una estructura. Debemos comprobar que se cumplan X parámetros porque, cuando no se cumplen, es señal de que existe alguna torsión o alteración no fisiológica en el cuerpo. Por lo tanto, nos brinda un indicio muy potente de dónde buscar la causa de una determinada patología o problema.

Cuando observamos a un paciente con un hombro derecho más bajo que el izquierdo, podemos deducir que la causa se debe a la dominancia de la cadena de cierre y que su dorsal ancho hace descender al hombro derecho. También detectaremos un ángulo de costillas más cerrado del lado derecho que en el lado izquierdo.

Asimismo, si tumbamos el paciente en la camilla, observamos que su pierna derecha es aparentemente más larga que la pierna izquierda. Esto no significa que todos los pacientes tengan la pierna derecha más larga, sino que el ilíaco del lado derecho debe estar más basculado hacia adelante que el izquierdo, a causa del dominio del cierre en el plano frontal del lado derecho.

Es decir, todo se debe al predominio de la cadena de cierre del lado derecho y la apertura del lado izquierdo. Podríamos seguir con miles de ejemplos, demostrando detalles que evidencian la normalidad de estas asimetrías.

En cuanto a las alteraciones mecánicas, siempre vamos a encontrar que la cadena de flexión, de cierre y de inspiración generan las disfunciones predominantes del lado derecho. Si encontráramos cualquiera de estas cadenas generando una disfunción o dominando del lado izquierdo, nos está indicando la presencia de una disfunción no fisiológica, de una importancia por lo tanto mayor.

Siempre que detectamos un bloqueo por un lado donde la cadena no predomina, estamos ante la señal de una compensación compleja dentro del cuerpo y que, muy probablemente, procede de una zona distinta o alejada de donde se encontró. Por ejemplo, un hombro derecho más elevado que el hombro izquierdo puede indicar una disfunción en el hombro derecho, pero también está señalando que debemos comprobar el estado de la pelvis y asegurarnos de que no exista una disfunción más importante que la del hombro, ya que no nos está indicando otra cosa que una compensación.

La pelvis es clave en el cuerpo, por eso siempre se tiene que analizar. No es que todo pase por ella, pero es cierto que se trata de la zona más fácil de explicar y de entender. Cuando hablamos de pelvis estamos hablando también del iliaco y del sacro, nos referimos a puntos muy concretos. Si me refiriese al pie, estaría entrando en un terreno mucho más complejo, al igual que el cráneo. En cambio, todo el mundo conoce la zona pélvica dentro de nuestro campo profesional.

Después de toda esta explicación comprenderás que la asimetría es lo normal, pero, al mismo tiempo, vemos que no cualquier asimetría es fisiológica. Esto es muy importante tenerlo claro para no confundir conceptos.

Ya habrás deducido que, para valorar una torsión fisiológica o no fisiológica, debes tener clara la acción de cada cadena en los puntos de anclaje y estructuras corporales, para identificar los rasgos que genera en el cuerpo.

El segundo elemento que determina las torsiones son las tensiones opuestas que cada estructura y cada hueso recibirá de las cadenas miofasciales por ambos extremos. O sea, el extremo craneal o superior con respecto al extremo distal o inferior reciben tensiones miofasciales en sentido contrario. Si mencionamos los huesos largos de las extremidades o huesos pares (fémur, tibia, humero y radio, por ejemplo), vamos a encontrar en la extremidad proximal un dominio de la rotación externa y en la parte distal un dominio de la rotación interna. Los huesos impares, que están en la línea media, reciben torsiones opuestas en la parte superior con respecto a la parte inferior.

En definitiva, los huesos presentan un dominio contrapuesto de las fuerzas tensionales que generan las cadenas en sus dos extremos. Como resultado, todos los huesos o estructuras del cuerpo presentan una torsión física, cosa palpable en cuanto a la movilidad. La normalidad en los huesos es la torsión, que confiere más fuerza y resistencia.

Durante la palpación del sistema fascial, que evalúa la movilidad del hueso, lo normal es sentir la presencia de esta torsión. Una extremidad siempre va en un sentido y la otra extremidad hacia el opuesto. Sabemos que el hueso, que es maleable, tiene esta capacidad de cambiar su forma gracias a las tensiones fasciales.

La normalidad implícita, pese a cierta predominancia hacia un sentido, es que una estructura pueda también efectuar el movimiento hacia el lado opuesto. Esto es lo que nosotros denominados la lemnisca, es decir, la capacidad de ir hacia un lado y en el otro. Se trata de un fenómeno que debería estar presente en cualquier fisiología, pese a la presencia inevitable de alguna dominancia.

Lo normal es que fisiológicamente, tal como acabamos de explicar, la parte superior o proximal tenga predominio de movilidad en sentido de la rotación externa, y la parte distal o inferior la movilidad predomine en sentido de la rotación interna, cosa que ocurre en los huesos pares. En los huesos impares de la línea media las torsiones se producen de acuerdo a la dominancia de las cadenas que explicamos anteriormente.

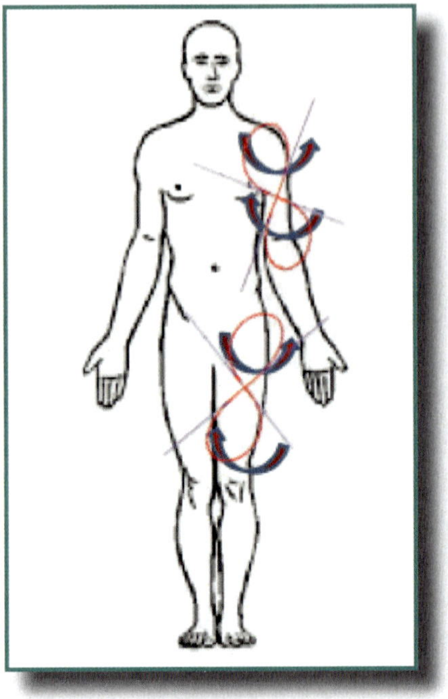

LAS TORSIONES EN LOS HUESOS PARES

A esta altura, por lo que hemos explicado, te habrás dado cuenta de que todos somos escolióticos, ¿no? Si las cadenas miofasciales predominan, unas a la derecha y sus antagonistas a la izquierda, inevitablemente todos tendremos una tendencia a la escoliosis ¡La escoliosis es lo normal en el cuerpo!

Cuando analizamos el cuerpo o palpamos los distintos reparos óseos (los ilíacos, el sacro, las vértebras, la posición del occipital o de las escápulas...) vamos a observar una torsión determinada. Lo normal sería que siguieran los parámetros fisiológicos que hemos nombrado, los cuales corresponderían al cuadro de una escoliosis fisiológica.

Todos los huesos y estructuras reciben una determinada tensión en uno u otro sentido de acuerdo con el dominio de las cadenas. Ahora bien, debemos diferenciar una escoliosis fisiológica de una patológica. Todos tenemos una escoliosis, aunque no se refleje en una radiografía. Tan solo se reflejaría en las placas cuando las tensiones deformasen la columna o la posición de los huesos. Es entonces cuando estamos hablando de una escoliosis estructural o escoliosis real.

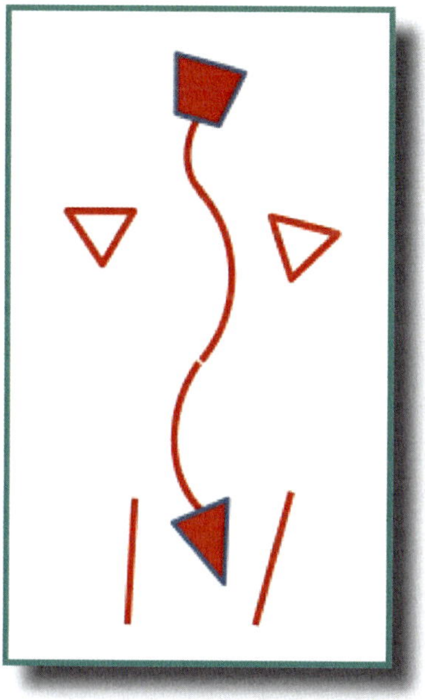

ESCOLIOSIS FISIOLÓGICA

Se puede decir que todos somos asimétricos, pero dado a que algunos casos no reflejan esta asimetría claramente en la columna, no se considera el caso como escoliosis. Otras sí que la van a reflejar y, bajo este criterio, los denominamos "escolióticos".

Algo evidente, pero que no suelen observar los médicos convencionales, es que en las radiografías siempre se detectan las asimetrías, aunque no sean ni muy evidentes ni muy alarmantes. Siempre vamos a tener un isquion más cerca de la línea media o uno más separado de esta. Del mismo modo, vamos a tener un omóplato más cerca o más alejado de la línea media que el otro. Todo es cuestión de aprender a observar y apreciar estas diferencias. Por todo ello, podemos afirmar que todas las personas son escolióticas y están en torsión, aunque no se refleje en una radiografía.

¿Es, sin embargo, tan alarmante tener una escoliosis?

En mi trayectoria profesional, he observado verdaderos desastres médicos por ponerle un corsé a una persona, obligando a una corrección de columna que va totalmente en contra de su fisiología. He visto operaciones que pretendían enderezar la columna y que han arruinado la vida del paciente. Todo por la creencia de que una columna no puede estar torcida, en "S" o presentando una escoliosis. Incluso se han llegado a ocasionar daños irreparables en adultos y en niños que no padecían dolor simplemente por la premisa de que todo debe ser enderezado y de que la asimetría es un pecado mortal.

En conclusión, cuando evaluamos cualquier estructura hay que partir de que la normalidad es la torsión y la asimetría. Tenemos que asegurarnos de que esa torsión, que siempre va a dominar en un sentido, permita la contra-torsión hacia el lado contrario, que sea "elástica" y tenga reversibilidad para que esto no implique ningún problema.

Este proceso entra dentro del concepto de normalidad fisiológica, por lo menos desde nuestro enfoque terapéutico, y es lo que representa lalemnisca explicada en capítulos anteriores. Esta es la base de la evaluación de movilidad para determinar la disfunción.

Capítulo 10

La clave: cambiar el patrón postural

10.1. De donde partimos

Haciendo un breve repaso recordaremos que, para entender el funcionamiento del cuerpo de manera global, no podemos olvidar que el sistema nervioso determina el patrón postural y las disfunciones que podemos tener, las cuales provocan distintos síntomas o patologías. Además, te explicamos un proceso de evaluación diagnóstica que detecta esas disfunciones causales y te mostramos cómo corregirlas a posteriori. Lo que nos queda por abordar es cómo conseguir que la corrección que hemos llevado a cabo se mantenga en el tiempo.

Partimos de la base de que el sistema nervioso sostiene nuestro patrón postural y nuestras disfunciones. Por ello, resulta imprescindible cambiar la información de nuestro cerebro e indicarle que está funcionando mal, que sus órdenes nos están haciendo daño. Tengamos en cuenta que las emociones, traumatismos y la nutrición determinan nuestro patrón.

Desde tal perspectiva, debemos considerar que todos los pacientes de alguna manera son "crónicos". Más allá del motivo de su consulta por un tema puntual o por una urgencia, durante el interrogatorio es fácil concluir que todo paciente, en general, padece varios síntomas. Incluso aquellos que afirman que todo está bien, tienen algún desequilibrio que ellos no perciben. De hecho, tendemos a acostumbrarnos a pequeñas incomodidades y dejamos de considerarlas un problema.

Se trata de la patología funcional de la que hablamos en los primeros capítulos. Esta puede estar más o menos manifiesta, pero siempre va a estar presente. Tenemos que entender que, entre el estado ideal de salud y el dolor por el que voy a la consulta, hay un trayecto tremendo de alteraciones y de disfunciones. No es otra cosa que la serie de alteraciones que nos llevaron al problema por el cual hoy consultamos.

Nuestros pacientes deben entender que para mejorar deben poner de su parte. Si tienes un problema persistente que no se resuelve, es obvio que algo estás haciendo mal. Tu cuerpo y tu organismo no están tolerando determinados movimientos y posturas que realizas, o determinados alimentos que ingieres o tus horas de sueño o tu actitud ante determinadas circunstancias. No es que seas el culpable directo, pero tu cuerpo te está diciendo que hay cosas que debes cambiar y es primordial que le prestes atención.

En palabras del propio Albert Einstein: "Si buscas resultados distintos no hagas siempre lo mismo".

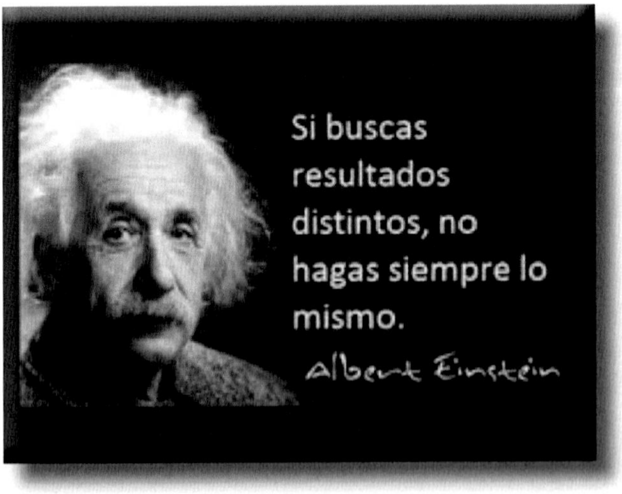

Si queremos llegar al origen del problema, debemos cambiar nuestro patrón postural o patrón de funcionamiento. La postura puede explicar y puede darnos el camino de la solución de muchas patologías mecánicas, viscerales o circulatorias. De este modo, si conseguimos analizar la postura desde lo que no se ve directamente, desde los desajustes de las cadenas, podremos explicar el funcionamiento del organismo de nuestros pacientes. Como resultado, no solo entenderemos su funcionamiento mecánico, muscular y el osteoarticular, sino las alteraciones de tu aparato digestivo, urinario, ginecológico o circulatorio.

En conclusión, si los dolores y patologías que tenemos son consecuencias de desajustes psiconeuromotores que se reflejan en nuestra postura, para modificarlos debemos cambiar esa información guardada en nuestro sistema nervioso.

10.2. La metodología para lograrlo

Como venimos afirmando, cada acción, ejercicio o técnica correctiva que le proponemos al paciente apunta al sistema nervioso central. Cada intervención intenta explicarle al cerebro que hay algo que funciona mal y que es necesario modificar. Siempre vamos a trabajar observando al cuerpo a partir del sistema psico-neuromotor, teniendo siempre en mente que no trabajamos solo sobre anatomía.

Cuando el cuerpo altera su funcionamiento presenta dificultades para disociar, pierde esa reversibilidad y sus cadenas no tienen la elasticidad adecuada para poder adaptarse a las distintas situaciones. Esto se manifiesta a través de la afectación de su respiración, que va a presentar algún tipo de bloqueo.

Nuestro gran objetivo, si queremos ser terapeutas integrales y no solamente "aliviadores de síntomas", está en recuperar la libertad respiratoria del paciente. Para liberar su respiración inevitablemente hay que corregir sus cadenas miofasciales. Si estoy haciendo un trabajo preventivo, con alumnos, por ejemplo, el enfoque será el mismo.

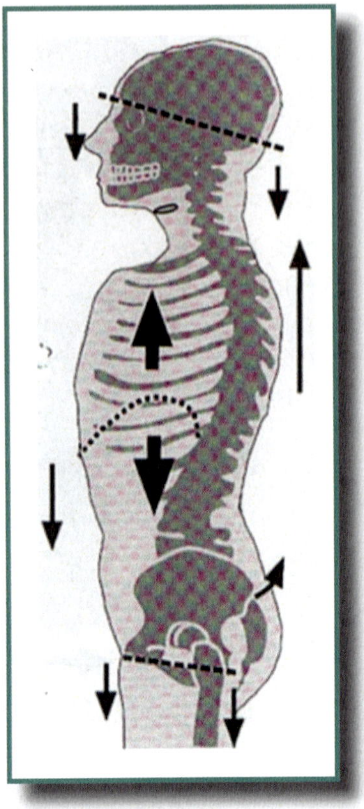

La respiración libre

Pero para cambiar la información alterada y que esta se mantenga en el tiempo, tenemos que modificar profundamente el patrón de funcionamiento. Esta parte fundamental del proceso correctivo, que forma parte indispensable de nuestra metodología de tratamiento, es llamada Reprogramación.

Cuando un programa funciona mal hay que volver a configurarlo. En esta etapa de reprogramación vamos debemos centrarnos en dos aspectos: prolongar el cambio de información alterada e integrar este cambio dentro de la globalidad.

Trabajamos con un cuerpo vivo, influenciado por emociones y por todos aquellos inputs de información que llegan al sistema nervioso y que se manifiestan motriz y posturalmente. El director de todo este sistema es el cerebro, el sistema nervioso central.

Se trata de la zona que ordena y determina todo lo que nos sucede neuronalmente. Por lo tanto, forma parte de nuestro trabajo el cambiar desde el primer momento la información que se le transmite. Dicho de otra manera: la tarea es modificar los programas que afectan y dañan al paciente.

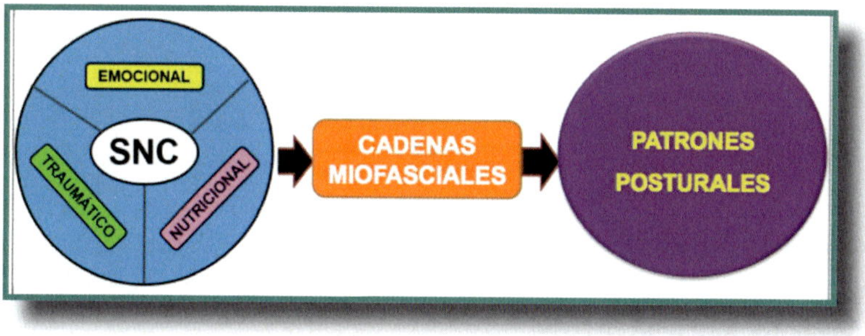

EL PATRÓN PSICONEUROMOTOR

Todo el trabajo consiste en modificar los patrones alterados. Lo que debemos lograr, sea un trabajo correctivo o preventivo, es cambiar la información que está causando problemas. En síntesis, se trata de un doble trabajo: de desprogramación y de reprogramación.

Podemos enfocar este proceso desde distintas áreas. La relación que establezcamos con el paciente será clave, pues todo lo que hablemos con él y todo lo que le expliquemos influye en el resultado. De hecho, la forma de comunicarnos es determinante para cambiar sus hábitos o patrones, para que abandone ciertas actividades que le están perjudicando; para lograr que modifique su alimentación o incluso la mecánica de su trabajo, que podría predisponerlo a ciertas alteraciones que están generando dolor.

A partir de nuestras técnicas correctivas podemos facilitar el cambio de patrones. Nuestro gran objetivo a largo plazo y a gran escala es que esta información nueva persista en el tiempo. Una vez que corregimos la mecánica, es fundamental mantener este cambio a largo plazo, lo cual se logra reconduciendo la información que llega al cerebro. Es lo que nombramos reprogramación postural corporal.

Nosotros trabajamos la reprogramación desde el cuerpo, pero deberíamos ser capaces de llegar al mismo resultado desde todas las áreas. Sea cual sea la estrategia, la idea es prolongar el cambio, integrarlo en la globalidad y conseguir que las cadenas vuelvan a disociar conforme liberemos las disfunciones; así conseguiremos también que respiración vuelva a ser libre.

Gran parte de las técnicas y métodos corporales dan mucha importancia a corregir la respiración, pero es bastante difícil corregir el patrón respiratorio si no nos centramos en corregir primero las disfunciones de las cadenas.

Si bien disponemos de todos los recursos y tests que ya hemos mencionado, nos basta con apreciar el movimiento respiratorio para detectar cuáles son las cadenas afectadas. Al fin y al cabo, la respiración también está determinada por los bloqueos de ciertas cadenas.

La reprogramación apunta al equilibrio de todas las cadenas miofasciales. Una vez que hemos liberado las disfunciones, hacemos un trabajo equilibrado entre todas las cadenas con el objetivo de recuperar la respiración y adaptar esos cambios al movimiento.

10.3. Las posturas de reprogramación

¿Cómo llevamos todo esto a la práctica? ¿Qué recursos vamos a utilizar para hacer más efectivo este trabajo de reprogramación?

Básicamente, vamos a utilizar distintas posturas de puesta en tensión o quite de tensión, dependiendo de la cadena fascial o las cadenas miofasciales dominantes en el paciente. Utilizaremos la respiración como recurso correctivo sobre la postura correctiva que le indiquemos y, además, vamos a aplicar otros estímulos propioceptivos para generar estos cambios.

¿En qué consiste este proceso de reprogramación postural?

Aplicamos una metodología que actúa en sentido inverso al proceso por el cual se generó la dolencia. Nos encontramos ante un patrón postural alterado, con disfunciones generadas por unas determinadas cadenas y, desde el patrón que presenta el paciente, voy a trabajar las causales para que toda esta información llegue al cerebro y al sistema nervioso, con el fin de que lo vaya modificando.

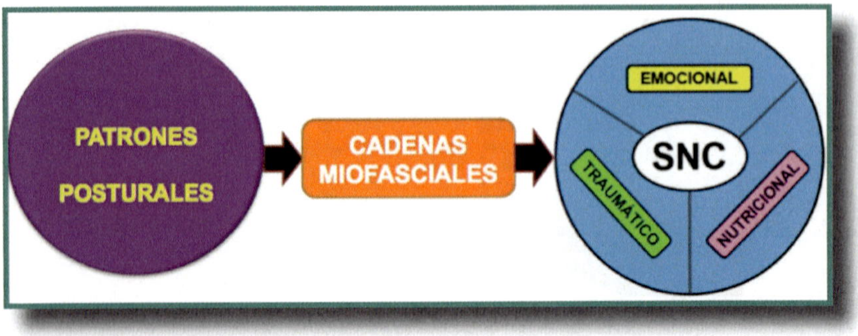

EL CAMINO DE LA REPROGRAMACIÓN

La reprogramación consta de dos fases: la primera corresponde a la puesta en tensión de las cadenas en su punto de anclaje bloqueado, y consiste en trabajar sobre las disfunciones. Es la técnica que denominamos con las siglas PTC, Puesta en Tensión de Cadena. La segunda fase es la Puesta en Tensión Global de todas las cadenas, PTG.

En la primera etapa trabajamos sobre cada cadena, colocando al paciente en postura global o segmentaria de cada cadena, utilizamos las posturas de Puesta en Tensión de la Cadena o PTC.

Las posturas de puesta en tensión de cadena corresponden a las técnicas que explicamos en el capítulo Técnicas Correctivas. Fundamentalmente, buscamos unir los distintos puntos de anclaje para tensionar una parte u otra. En algunos casos, incluso podemos poner en tensión toda la cadena, de modo que vamos a mostrar posturas específicas para la cadena de extensión y posturas para la cadena de flexión solo en la cintura escapular, o para la cadena de apertura en la cintura pélvica.

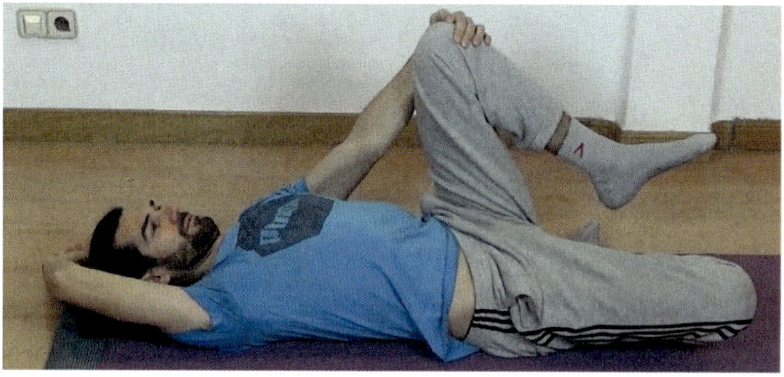

POSTURA CADENA DE CIERRE GLOBAL

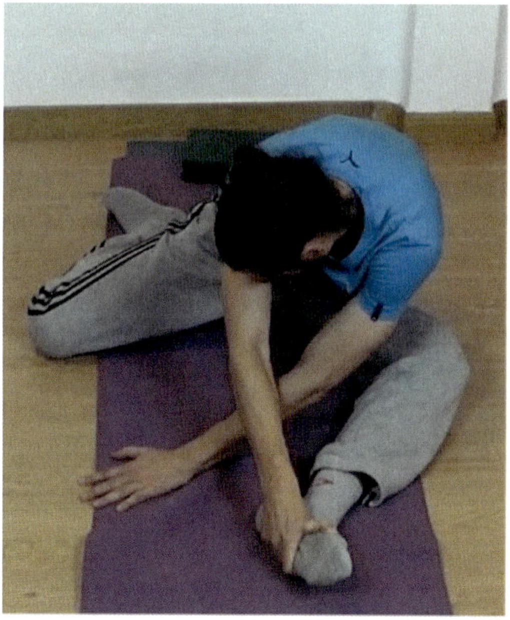

POSTURA CADENA DE APERTURA

Posteriormente, utilizaremos las posturas de Puesta en Tensión Global, PTG. Para ello, vamos a utilizar dos posturas globales que son una adaptación de la "rana en el aire y rana en el suelo" de Philippe Souchard: la primera es la postura cerrada, que se caracteriza por tener cerrado el ángulo de la cadera y la segunda es la postura abierta, que se define por mantener abierto el ángulo de la cadera.

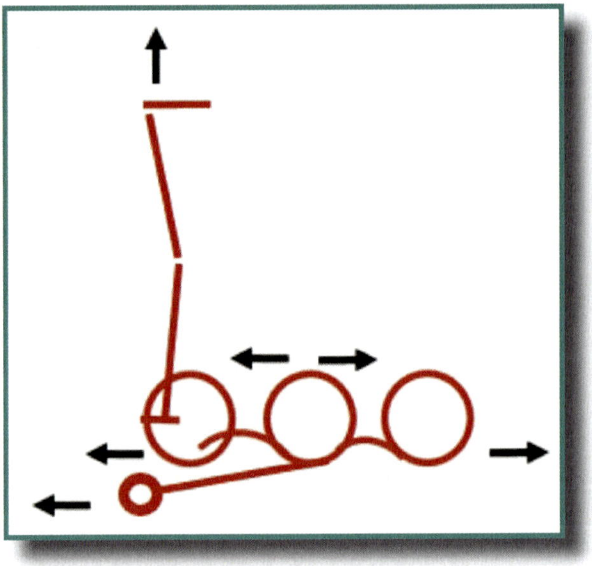

Postura cerrada

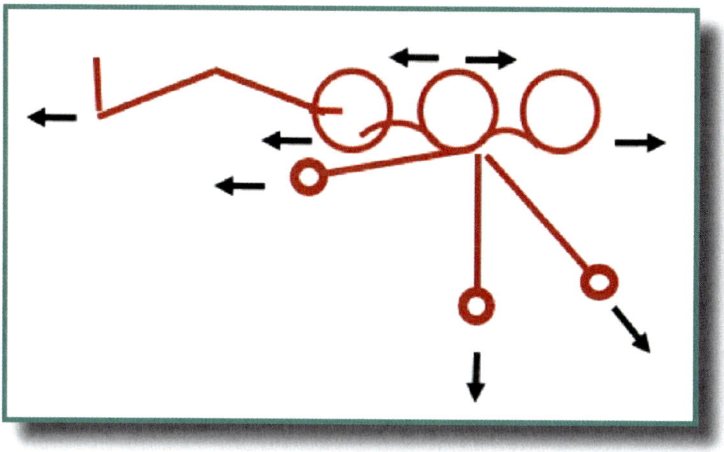

POSTURA ABIERTA

Vamos a modificar la posición de los brazos según la cadena donde queramos incidir. Los miembros superiores están más cerca del cuerpo (en aducción) o separados (en abducción), incluso en distintos ángulos como puede verse en las imágenes.

¿Cómo trabajamos estas posturas?

Todo procederá según las características del paciente. Vamos a colocarlo de una determinada manera y lo someteremos a una puesta en crisis tolerable. Recordemos que nuestro objetivo es tensionarlo desde todos los extremos del cuerpo. Lo inducimos a una puesta en tensión desde el cráneo, desde el pelvis-sacro, desde los pies y desde las manos, influyendo en los dos miembros superiores.

Es una tensión que debería ser totalmente tolerable para nuestro paciente. No se trata de una hipercorrección, en ningún caso tratamos de "hipercorregir". De hecho, contraindicamos este tipo de procesos extremos. Siempre se debe llevar la estructura corporal hasta donde permita su fisiología y desde ese punto, sin forzar, generamos la puesta en tensión.

Una vez tenemos activada la puesta en tensión, realizamos las adaptaciones necesarias, como colocar cojines debajo de la cabeza y del cuello. Dependiendo del caso y según sea necesario, se pueden utilizar cuñas o soportes que colocaremos bajo el segmento que corresponda.

Todas las posturas que hemos descrito, tanto las de cadena como las posturas globales, las mantenemos como mínimo durante dos minutos. Seguidamente, ponemos al paciente en postura global, con los brazos en aducción. Manteniendo la misma postura, los brazos están en abducción de 90°. Al mismo tiempo, le voy pidiendo distintos estímulos, por ejemplo, que lleve el esternón hacia abajo en cada espiración, que trate de hacer descender los hombros en cada espiración.

Para realizar las posturas globales con nuestros pacientes o alumnos en las clases utilizamos la hamaca postural que vemos en las imágenes. Esta herramienta de trabajo creada por Danilo Barzio nos facilita nuestro trabajo. De todos modos, no es imprescindible utilizar la hamaca, porque el trabajo de reprogramación global se puede realizar mediante distintos recursos. Hay posturas que se pueden trabajar desde el suelo, sobre colchonetas o utilizando cojines, incluso se puede utilizar la pared para la postura cerrada. En nuestro caso, utilizamos una hamaca postural porque permite trabajar con mucha más comodidad y modificar el ángulo del paciente, cosa que facilita el tratamiento y favorece que el paciente esté cómodo en el momento de realizar los ejercicios.

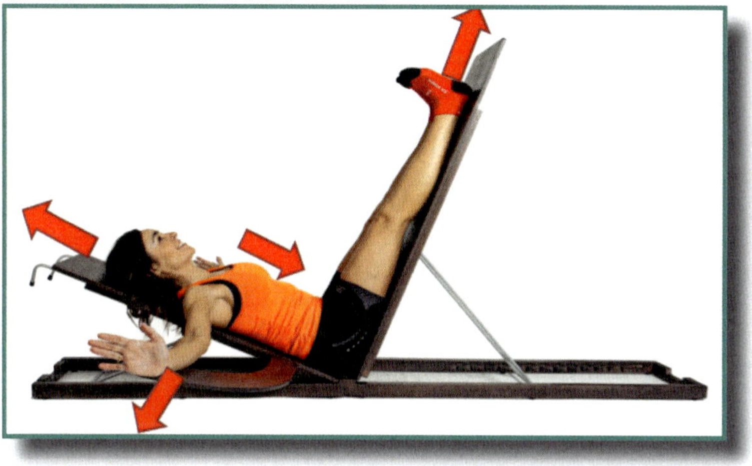

POSTURA GLOBAL DEL @MÉTODO CADENAS MIOFASCIALES SOBRE LA HAMACA POSTURAL (GENTILEZA DE D. BARZIO)

10.4. La respiración correctiva

Para corregir los patrones alterados utilizaremos a la respiración como recurso correctivo. En este caso utilizaremos la respiración activa o forzada, dirigida de manera consciente a movilizar determinadas zonas del cuerpo para liberar según la cadena que esté bloqueando al sujeto. Incluso podemos solicitar una apnea inspiratoria o espiratoria según el caso.

Si, por ejemplo, tuviera una cadena de cierre dominante, podría pedirle que inspirase llevando el aire a las costillas para generar una expansión lateral. Procederemos pidiendo sucesivamente distintos tipos de movimiento respiratorios. Si tenemos un tórax en apertura podemos pedir, por ejemplo, una espiración contrayendo el abdomen.

Habrá expansiones o retracciones torácicas, abdominales o pélvicas, dirigidas a zonas superiores, inferiores o laterales y favoreciendo patrones de inspiración o espiración para lograr el objetivo deseado.

Entre los distintos tipos respiratorios con que trabajamos utilizamos el trabajo hipopresivo o la respiración hipopresiva.

Hemos incluido en nuestro método la respiración hipopresiva, trabajándolo dentro de la perspectiva de una postura global. La técnica hipopresiva tensiona las cadenas profundas, especialmente a la cadena profunda anterior, de modo que nos permite trabajar específicamente sobre esta cadena a la par que mantenemos la postura global. Tratamos así el conjunto de las cadenas y, sumándole el trabajo hipopresivo, hacemos un trabajo específico sobre la profunda anterior.

Además, la técnica hipopresiva disminuye la presión abdominal y genera un ascenso de los órganos pélvicos, con importantes beneficios para patologías como la incontinencia urinaria, los prolapsos urogenitales y problemas de próstata. En cuanto al intestino, ayuda con los problemas de estreñimiento y en la circulación general, ya que produce cambios de presión en las cavidades torácica, abdominal y de tensión excéntrica del diafragma.

La técnica de Puesta en tensión global hipopresiva consiste, desde el autocrecimiento que generamos con la postura global, en agregar un trabajo de aspiración abdominal. Consistirá en una apnea espiratoria más una abdominal, implicando la totalidad de la masa del abdomen. Pedimos al paciente que respire y que suelte el aire. Luego debe meter la tripa hacia dentro y generar una aspiración de las vísceras, como si se tuviera la nariz tapada y quisiera inspirar. Después se mantiene esa apnea de 10 a 20 segundos o más, según las condiciones de resistencia del paciente.

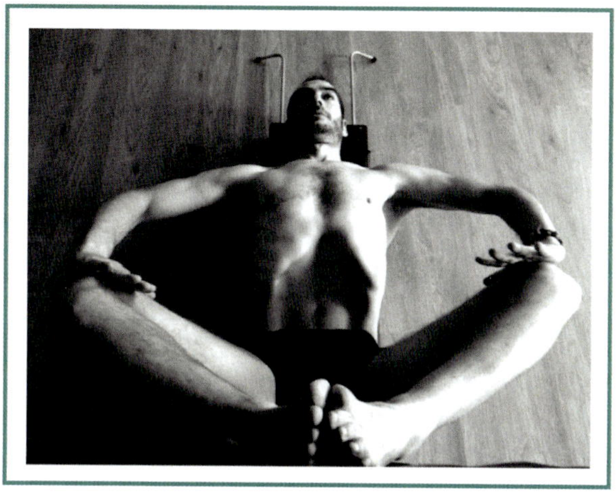

POSTURA GLOBAL CON TRABAJO HIPOPRESIVO (PROFESOR JOSÉ E. ANTÓN)

10.5. Las Clases Correctivas-Preventivas

Este trabajo de reprogramación, tanto de cadenas como de reprogramación global (PTC y PTG) se puede llevar a cabo de forma individual con el paciente, pero en especial es un excelente trabajo para realizarlo en grupos.

Nuestro Método de Cadenas Miofasciales® se imparte en nuestras clases colectivas como complemento del tratamiento, como mantenimiento después del tratamiento e incluso con objetivos preventivos. Hay personas que, simplemente, quieren cuidarse y no tienen ninguna dolencia concreta.

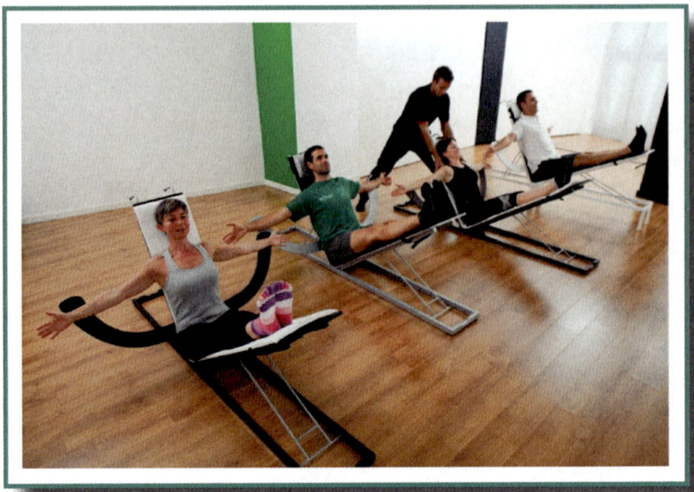

Clase grupal de reprogramación del @Método Cadenas Miofasciales (imagen gentileza de D. Barzio)

También realizamos esta actividad como autotratamiento. Lo que hacemos, en primer lugar, es evaluar a las personas para averiguar cuáles son las cadenas que dominan en su caso y determinar el problema que puedan tener. Después las hacemos participar en la clase mediante un trabajo conjunto y damos indicaciones específicas para cada paciente.

Todo este trabajo de reprogramación se complementa con el trabajo de autotratamiento que el paciente realiza en su casa, a través de las posturas e indicaciones que le damos. Este trabajo programado por nuestros fisioterapeutas, después de la evaluación de su problema, se suma al tratamiento manual individual y a las clases para dar los resultados más favorables.

En síntesis, el trabajo correctivo-preventivo se desarrolla en las siguientes etapas:

Toma de consciencia del problema: llevamos al paciente o al alumno a reconocer el origen de su dolencia. Utilizamos elementos, consignas y la respiración para facilitar la sensopercepción.

Postura correctiva facilitada: colocamos al paciente-alumno en posturas que le permitan dirigir la corrección hacia la zona clave, utilizando especialmente la respiración para expandir y contraer según sea el caso. A este trabajo lo llamamos "desabollar".

Postura correctiva de puesta en tensión: es la parte principal del trabajo y comprende la intervención de las posturas de cadena (PC) y las posturas globales (PG)

De la estática a la dinámica: agregamos movimiento a partir del trabajo estático hasta llegar al control del movimiento libre de ayudas y referencias.

10.6. Diferencias entre estiramiento y puesta en tensión

A continuación, vamos a establecer las diferencias entre estiramiento y puesta en tensión. Si partimos del estiramiento convencional, los ejercicios que se utilizan en fisioterapia o fitness suelen aplicarse sobre músculos doloridos, así como los estiramientos sobre los músculos aislados. El estiramiento siempre busca llegar el limite e incluso sobrepasarlo, manteniéndose como mucho durante 15-20 segundos.

Cuando hablamos de la puesta en tensión la aplicación no se da sobre los músculos en forma analítica, sino sobre una determinada cadena o una parte de ella. Como ya hemos indicado, la puesta en tensión aplicada nunca se focaliza sobre las cadenas doloridas, sino sobre las causales.

No estiramos buscando el límite, solo hasta donde nos permite la fisiología del paciente. Recordemos que, con tal de que produzca la liberación, debemos dejar un espacio de 2 minutos, que es el tiempo que necesita el tejido conectivo para liberar su restricción.

¿Qué efectos tiene la puesta en tensión sobre el tejido?

En primer lugar, liberamos la fascia, recuperamos su elasticidad e informamos al cerebro de su nueva situación. Cuando ponemos al paciente en las posturas de puesta en tensión y las mantenemos en el tiempo estamos indicándole al cerebro, durante un lapso prolongado de tiempo que está en una mejor situación y que debe asimilar esta nueva alternativa postural, porque lo favorece.

El momento ideal para aplicar estas posturas es al finalizar la sesión de correcciones analíticas o la corrección de los distintos puntos de anclaje. Para culminar el proceso, efectuamos una reprogramación global y recomendamos ejercicios. En general sugerimos posturas de puesta en tensión, pero otra posibilidad es aplicar el proceso en sesiones individuales, exclusivamente para reprogramar o bien participar de las sesiones colectivas.

Capítulo 11

De la postura al movimiento

11.1. La postura como base del movimiento

Hasta el momento, tanto el análisis, como en la evaluación y corrección a través de las cadenas, siempre nos hemos centrado en la estática del cuerpo. Así pues, cuando hacemos referencia a la postura y a la tipología postural, hablamos de la estática generada por las cadenas. En este capítulo ilustraremos el paso de la estática a la dinámica, es decir, hablaremos de la importancia de la postura en el movimiento. Para ello, lo primero que tenemos que entender es que la calidad del movimiento depende del buen equilibrio postural.

Partamos de las tres leyes básicas de la postura: equilibrio, economía y confort. La estática o la postura depende de estos tres factores, relacionados entre sí. A la hora de equilibrarse en el espacio, el objetivo del cuerpo inconscientemente es el confort. Va a tratar de evitar el dolor y, si hay dolor, buscará como aliviarlo. Por lo tanto, privilegiando el confort, su equilibrio será más precario y necesitará mayor gasto energético.

Cualquier cuerpo, instintivamente, va a privilegiar el no padecer dolor. Si existe algún movimiento, esfuerzo o postura que lo genere, el paciente hará lo que pueda para evitarlo a través de sus automatismos. De modo y manera que, a favor de un mayor confort, el cuerpo va a perder equilibrio y economía.

Cuando funcionamos erróneamente el cuerpo pierde equilibrio en primer lugar, por lo que la postura se va a desajustar y en consecuencia será menos económica, lo que implica que voy a necesitar un mayor gasto energético para sostenerla.

El objetivo de cualquier trabajo correctivo o terapéutico es conseguir una postura lo más equilibrada y lo más económica posible. Para conseguirlo, antes de nada, buscamos que se más confortable también. De nada sirve obligar a un paciente que se ponga recto si vemos que está forzado e incómodo y necesitando un gasto energético extra para sostener su postura.

El movimiento, en definitiva, se ve afectado por las alteraciones de la estática. Cuanto más desajustada está, más se altera el control motor. Por eso, nuestro trabajo se enfoca siempre sobre las disfunciones estáticas. Liberamos las cadenas que se esfuerzan por mantener la postura y no pueden ocuparse del movimiento y, por lo tanto, cuando tienen que activarse para realizar un gesto motor, carecen de la armonía y la fluidez adecuada.

Aquellos que trabajan con el movimiento o a través de este, como lo haría un profesor de educación física o un fisioterapeuta, debe persigue que su paciente mejore la calidad de movimiento en sus actividades diarias o, como en el caso de los deportistas, que puedan retomar su actividad física lo antes posible. Esto solo se consigue teniendo en cuenta los criterios que acabamos de nombrar.

La última etapa de nuestro trabajo es incluir el movimiento dentro de nuestra metodología correctiva y preventiva. Cuando conseguimos que la persona libere sus disfunciones y trabajamos en su reprogramación global y de cadenas, es hora de activarlas para una recuperación óptima.

11.2. La estabilización

Para que el movimiento sea fluido tiene que haber una base de estabilidad. En otras palabras: el buen movimiento va a depender de una buena estabilización. En líneas generales, podemos mencionar una estabilización segmentaria y una estabilización global. La primera está relacionada con las cinturas, fundamentalmente la pélvica y escapular. La estabilización global tiene que ver con el control postural global

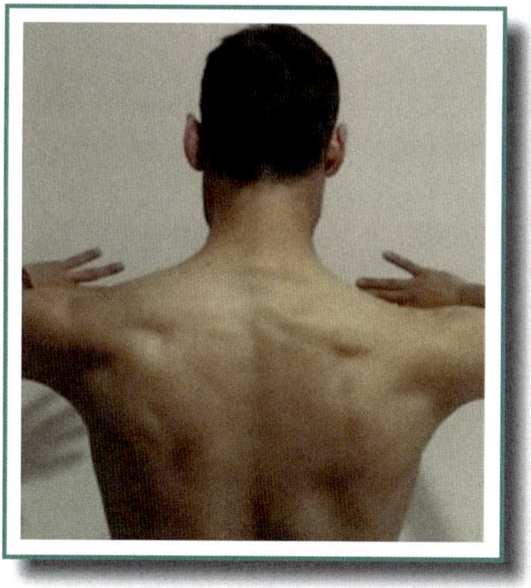

ESTABILIZACIÓN DE LA CINTURA ESCAPULAR

Existe una zona que tremendamente importante de estabilizar en cualquier movimiento del cuerpo. Es el "cilindro abdominal", representado por la conexión toraco-pélvica, denominada core en pilates y hara en disciplinas orientales, como el yoga y el Tai Chi.

Este cilindro abdominal o conexión tórax-pelvis es una zona clave de equilibrio en el cuerpo. Comprende la cavidad abdómino-pélvica, compuesta por el diafragma, el periné o suelo pélvico y la faja abdominal, donde destacamos el músculo transverso abdominal.

La mayoría de nuestros movimientos parten de una buena estabilidad desde esta zona y de una estabilización global. Cuando la estabilización postural no es adecuada, la mayoría de los movimientosse ven perturbados, necesitan de un mayor gasto enérgico y son de peor calidad. Así pues, es clave trabajar sobre la estabilización tanto a nivel global como segmentario, sobre todo en el core y la cintura escapular.

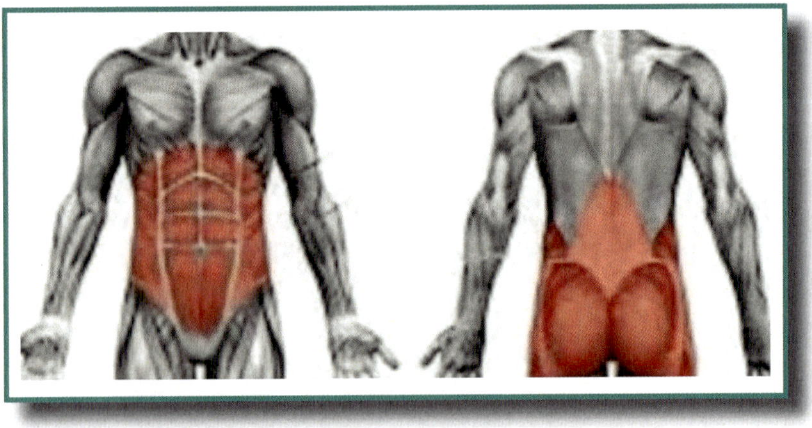

CILINDRO ABDOMINAL O CORE

Es importante no confundir la estabilización con el fortalecimiento o la musculación. En el enfoque básico de la medicina siempre se privilegia el fortalecimiento, por lo menos hasta que aparecieron Mezieres, Souchard y el resto de los profesionales que comenzaron a hablar de cadenas. Como habrás notado, no hemos hablado de fortalecimiento, sino de puestas en tensión, ya que privilegiamos por encima de todo el estiramiento del sistema miofascial.

En la estabilización es primordial tener en cuenta nuestra base. Tenemos que conseguir que esa zona sea estable, pero no vamos a lograrlo a costa de fortalecer analíticamente, ni acortando los músculos para generar un corsé en esa zona del cuerpo. Desafortunadamente, la idea de bloquear una zona para protegerla de lesiones es uno de los métodos de la medicina y rehabilitación tradicional que hoy en día, aunque parezca mentira, se sigue aplicando, con consecuencias bastante perjudiciales para la salud. Es el concepto de "ferulización" que confunde el control postural con la creación de "corsés musculares".

Tal corsé muscular altera muchísimas funciones. Nosotros reivindicamos que se debe encontrar un equilibrio postural, económico y confortable, y el corsé no propicia en absoluto la economía, porque aumenta el gasto energético colosalmente. Tampoco se consigue equilibrio y, a largo plazo, desde luego no beneficia el confort. Todo lo contrario: altera la fisiología natural del cuerpo y lo vamos a ver expresado en la respiración. Entendamos que cualquier cosa que impida la libre respiración es dañina para la salud. En todo caso, podría ser una solución que nos sirva como último recurso, pero antes de implantar estas medidas tan invasivas hay muchas otras opciones que pueden ayudar.

El trabajo de estabilización de las cinturas, y de la conexión tórax-pelvis o el core, las realizamos dentro de las mismas posturas de puesta en tensión global y del "alargamiento" de las cadenas.

La puesta tensión global es un trabajo activo de estabilización, ya que se basa en la contracción excéntrica de las cadenas que combinamos con algún trabajo concéntrico, manteniendo el alargamiento global. El trabajo respiratorio hipopresivo tendrá mucha importancia y genera una puesta en tensión de las cadenas profundas.

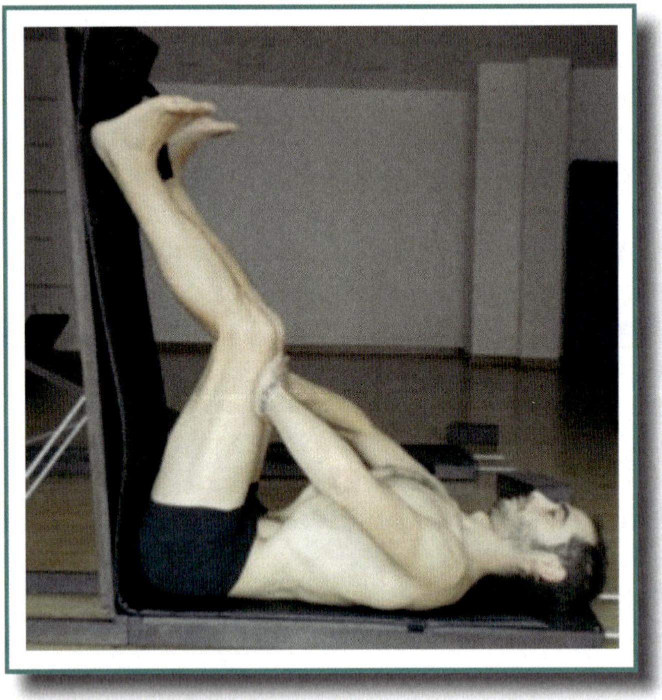

PTG + PUESTA EN TENSIÓN ESPECÍFICA DE LAS CADENAS PROFUNDAS (DEMOSTRACIÓN DEL PROFESOR JOSÉ E. ANTÓN)

11.3. Movimiento segmentario desde la PTG

Una vez logrado el equilibrio postural, cuando el paciente puede estabilizar sus cinturas, incorporamos el movimiento de distintos segmentos. Se trata de un trabajo que actúa sobre estas zonas de estabilización, desde las mismas posturas de puesta en tensión. Incluiremos estímulos propioceptivos, activando la musculatura de la zona de estabilización.

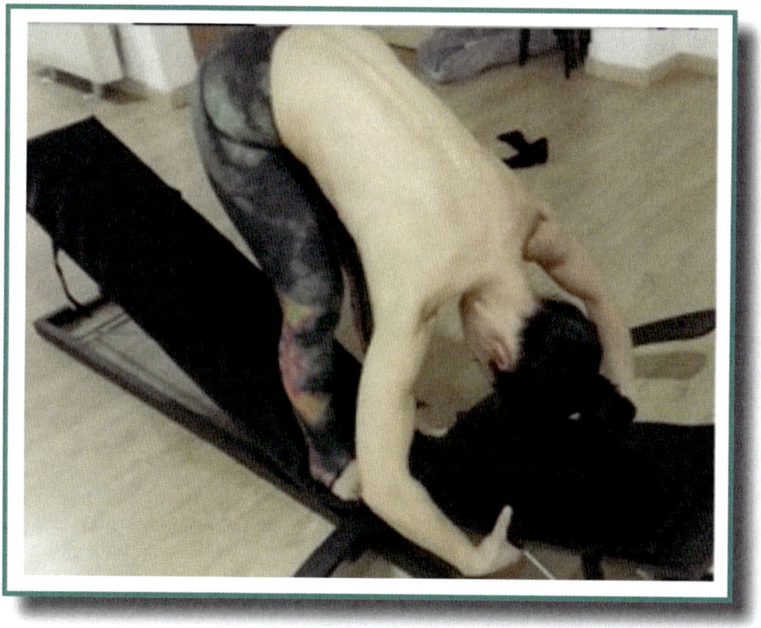

ESTABILIZACIÓN ESCAPULAR EN POSTURA GLOBAL

Trabajamos con distintos tipos respiratorios desde las posturas globales que vimos en capítulos anteriores, dándole relevancia al tratamiento hipopresivo. La estabilización se centra, principalmente, en alargamiento y aumento de consciencia sobre las zonas claves, en especial el core.

Tan pronto como el paciente tome consciencia de la estabilización de las cinturas y una vez estabilizada la zona escapular, la parte torácica va a ganar protagonismo. Es el momento de agregar movimientos desde distintos segmentos sobre el previo trabajo base.

Vamos a incorporar, primero, movimientos de la cabeza, empezando por las rotaciones que pueden ser combinadas con flexión o extensión de cabeza y de cuello. Luego agregamos movimientos de los miembros superiores, de flexión anterior, de abducción, rotaciones y, finalmente, agregamos movimientos de los miembros inferiores, de rotación, de flexión y abducción-aducción. Son movimientos segmentarios, trabajando un segmento por vez, hasta completar la movilización entre distintos segmentos posteriormente.

De esta manera, trabajaremos las distintas partes del cuerpo, manteniendo el trabajo básico de estiramiento y de alargamiento global. Todo el proceso se efectúa desde las posturas, cerradas o abiertas o incluso lo podemos trabajar con posturas de cadena.

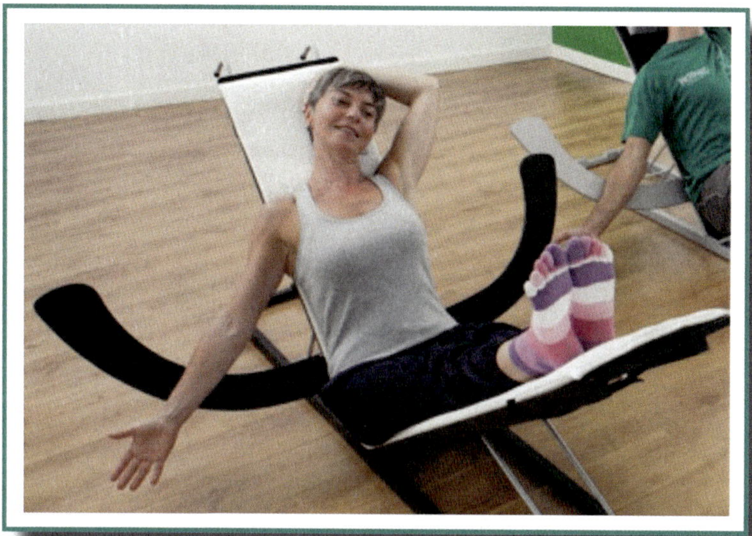

MOVIMIENTO SEGMENTARIO DE CABEZA Y CINTURA ESCAPULAR SOBRE POSTURA GLOBAL (GENTILEZA DE D. BARZIO)

El objetivo de este trabajo es pasar de la corrección de los patrones estáticos a la reprogramación de los patrones dinámicos, ya que necesitamos que el cambio de la estática se exprese en la dinámica.

La progresión metodológica comienza con el movimiento segmentario, manteniendo el apoyo del paciente para facilitar el control postural y el trabajo de estabilización. Le damos apoyo para centrarnos en trabajar las cadenas que nos interesan, tratando de generar el menor gasto energético, justamente para que no entre en una crisis que no podría tolerar. Esa sería la fase progresión.

La última etapa del trabajo consiste en quitar el apoyo de todas las posturas que hacemos. Vamos a ir quitándole progresivamente ese sostén o apoyo para aumentar el nivel de crisis, así exigimos al cuerpo que realice un mayor gasto energético y que así la persona pueda reincorporarse en sus actividades cotidianas, tanto en las simples como en las actividades deportivas.

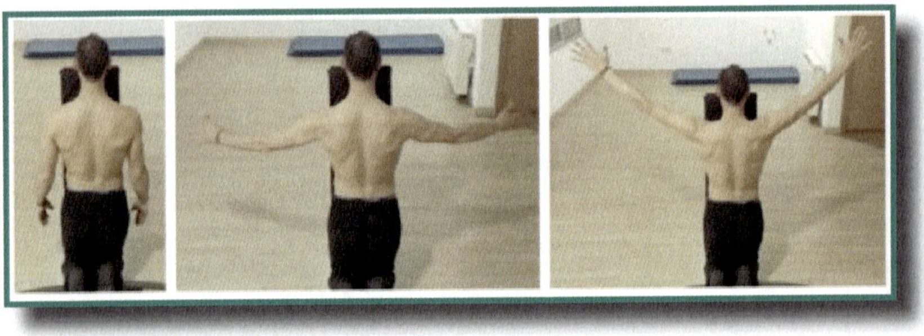

PROGRESIÓN DE MOVIMIENTOS EN POSTURA GLOBAL SIN APOYO

11.4. Consideraciones para facilitar las posturas

Debemos ser precavidos en el momento de aplicar esta evolución del trabajo, ya que el cuerpo se puede resentir ante una situación de mucha crisis. El secreto de las técnicas de puesta en tensión es mantenernos dentro de lo tolerable, por eso trabajamos al paciente con ayuda de un apoyo.

Una vez se encuentre bien apoyado buscamos un equilibrio de acuerdo con sus posibilidades. Por ejemplo, si nuestro paciente sufre de una cifosis dorsal importante o una hiperlordosis cervical lo apoyamos en el suelo, su cabeza va a quedar muy basculada hacia atrás, en una posición totalmente anormal. Tendría que hacer un esfuerzo enorme para mantenerse alineado, así que en este caso vamos a colocar un cojín bajo su cabeza, que le dará la altura suficiente para adaptarse a una posición que sea tolerable, sin un esfuerzo desmedido y con bajo consumo.

Utilizamos los cojines en distintas partes del cuerpo, siempre buscando una crisis dentro de su fisiología. Con este término simplemente nos referimos a colocar al paciente en un ángulo más abierto o más cerrado con respecto a la postura global.

Podemos utilizar distintas variantes de cojín. Existen cilindros, cubos más grades o simplemente cojines más o menos cuadrados. En nuestro centro utilizamos distintas herramientas, pero la principal es la camilla, que optimiza el trabajo manual y el tratamiento sobre las disfunciones. Es donde realizaremos la mayoría las técnicas. Dentro de la gran variedad de camillas que se pueden utilizar, lo ideal sería una eléctrica para poder graduar la altura.

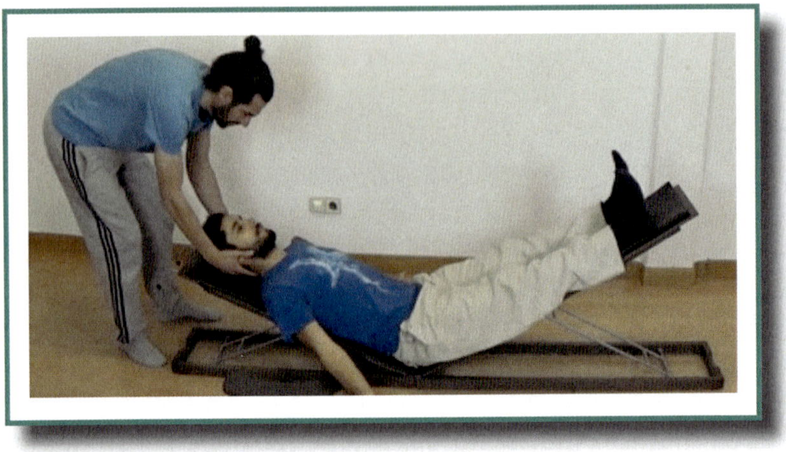

Francisco Alonso mostrando
algunas adaptaciones con Alex Pérez
(docentes del Método Cadenas Miofasciales®)

Capítulo 12
El método

12.1. La importancia de tener un método

Tras muchos años de experiencia enseñando a miles de alumnos, hemos comprobado que en el campo de la fisioterapia y de los profesionales del movimiento existe una tendencia muy clara a acumular. Es decir, hay la creencia de que uno mejorará profesionalmente en la medida que acumule técnicas nuevas.

Es importante hacer la distinción entre el fisioterapeuta acumulador versus el fisioterapeuta integrador. La tendencia de la mayoría de los profesionales que se preocupan por formarse está en el primer grupo, que suma técnicas con la intención de tener más posibilidades de solucionar los problemas de sus pacientes.

Eso lo queremos todos los que deseamos tener más recursos porque amamos nuestra profesión. Pero creo que se equivocan. Porque yo también me equivoqué en su momento. La clave no es sumar sino saber integrar. Y para poder integrar debo tener muy claro el contexto en el que voy a aplicar esos recursos que aprendí.

Este libro, como nuestras formaciones, apunta a la integración. Créeme, hay una gran diferencia entre acumular e integrar. Integrar es lo que necesitas para desarrollar una metodología efectiva. No se trata ni es tan simple como acumular una serie de conceptos o técnicas al azar, sino de tener la capacidad para utilizar distintos conceptos siguiendo una línea en común, en el contexto mi objetivo terapéutico. Responde a "lo que yo quiero ser" dentro de mi profesión.

El Método Cadenas Miofasciales® integra diferentes técnicas que acortarán el camino, quitando lo superfluo para entregarte lo funcional. Construye una metodología de trabajo ordenada y efectiva y un contexto terapéutico que rompe los moldes establecidos.

Puede considerarse, a grandes rasgos, un modelo osteopático. Los que conocen realmente de osteopatía saben que tiene distintos modelos o abordajes: el osteoarticular, el funcional, el fluídico, el biodinámico, el modelo tisular, etc. Porque la osteopatía no son solo sus técnicas. La osteopatía es un concepto de salud y un modelo terapéutico basado en 5 principios. A partir de ahí podemos llevarla a la práctica de diferente manera, tanto en el campo terapéutico, correctivo o preventivo.

Nuestro metodo aplica los principios osteopáticos, por eso tenemos muchos alumnos que estudiaron 5 años de osteopatía, pero aprendieron realmente a aplicarla al formarse con nosotros. Como nos decía Merche al terminar la formación: "estuve 5 años en la escuela de osteopatía y tuve que formarme en tu método para aprender a aplicar el concepto global y causal".

También es el caso de Javier, otro osteópata que al concluir el curso nos decía: "esta formación me dio un orden y una metodología para tratar a los pacientes porque me ayudó a integrar con criterio las técnicas osteopáticas".

Es un método con un objetivo claro: tratar el origen mecánico, tratar la causa. Se apoya en un modelo de salud y promete llegar al origen mecánico del dolor y de la patología del paciente. No te estamos dando técnicas sueltas o al azar, sino un método paso a paso para que corrijas el origen mecánico del dolor de cada caso que te encuentres.

Estamos proponiendo una línea de tratamiento, un modelo terapéutico y de salud completo a nivel correctivo, terapéutico y preventivo. Cada lector supone un caso único. Habrá profesionales que recién han empezado o lectores que llevan años de trabajo y ya tienen una forma de trabajar muy concreta. Sea cual sea tu situación, el libro que tienes entre las manos pretende ser un hilo conductor, que podrás integrar perfectamente en tus conocimientos previos y en tu proceso de aprendizaje continuo. Te estamos dando un modelo a seguir; cada cual tomará aquel que le resulte más útil.

Este método es totalmente funcional, validado por más de 30 largos años de profesión. Es un sistema terapéutico y preventivo, al cual integramos todos los conocimientos y recursos validados por su aplicación en mi clínica, por la cual han pasado más de 15.000 pacientes. Verificamos los resultados día tras día, sin dejar de actualizarnos y de crecer.

Pese a todo, si alguien muy aferrado a un modelo científico toma este libro entre las manos es probable que no lo convenza. Los modelos globales u holísticos no pueden corroborarse al 100% siguiendo los parámetros de la evidencia. Nosotros validamos los resultados desde el punto de vista clínico. La mayor evidencia de que funciona es que mis propios alumnos fisioterapeutas me derivan pacientes continuamente.

A lo largo de este libro hemos citado algunos artículos científicos que usan la evidencia científica para justificarse, como en el caso de la importancia de la postura o en la relación entre el dolor y la lesión. Estos mismos artículos son utilizados por profesionales con un enfoque absolutamente opuesto al nuestro en el momento de justificar sus argumentos. Esto pone de manifiesto la importancia relativa de dichos artículos, ya que lo que vale realmente en la práctica es la interpretación de dicha investigación.

El problema de estas investigaciones es que, por la rigidez del método científico, terminan siendo muy limitadas y luego es muy dificil integrarlas a la realidad clínica. De alguna forma, cada uno toma un artículo y lo lleva a su propio terreno. Es el modus operandi del fanático de la evidencia. Cada uno la integra como más le conviene y esto le quita gran parte de su valor.

Este libro no es para ese público, porque nosotros pretendemos validar los resultados desde el punto de vista clínico. Lo que realmente demuestra la efectividad de un método son los resultados, al fin y al cabo. Los estudios basados en cantidad de casos tratados y la suma de resultados positivos a partir de la aplicación del método es lo que realmente valoramos. Nuestro método demuestra un 87,3% de casos de éxito.

La mayor evidencia de que nuestro método funciona es que mis propios alumnos fisioterapeutas muestran sus resultados positivos. Ellos mismos se sorprenden en cuanto empiezan a aplicarlo en las primeras etapas del aprendizaje y descubren que es un método validado por la fuerza indiscutible de la realidad. Nuestro paciente no compra evidencias científicas, compra resultados. Y nosotros se los damos.

Incluso tenemos pacientes de otros países fuera de España, como Graciela de Argentina, Joao de Portugal, Giovanni de Italia, Didier y Anne de Francia o María de México. Todos los días recibimos llamadas o nos escriben desde distintos lugares del mundo, tanto de Latinoamérica como de España, preguntándonos si los podemos tratar o recomendar a alguien de su país. ¡Esperamos contar contigo en este proyecto!

12.2. El enfoque correctivo

A esta altura del libro, ya no te tendrás dudas sobre nuestro enfoque se centra en el origen biomecánico del problema. Proponemos analizar la postura desde otro punto de vista: en lugar de la perspectiva ortopédica, que se centra en la consecuencia, lo que hacemos es comprobar cómo están funcionando las cadenas para llegar al origen de la alteración biomecánica.

Con este enfoque podemos tratar al paciente que tiene dolor, síntomas y urgencias pero también podemos tratar personas que no tienen ningún síntoma concreto, ya que podemos detectar disfunciones y corregirlas evitando problemas posteriores. Por lo tanto, podemos realizar un trabajo preventivo, adelantándonos a una posible situación problemática y asegurando un mejor estado de salud para el futuro.

En resumidas cuentas, el método se sostiene por tres pilares: la evaluación diagnóstica, la metodología correctiva y el trabajo de reprogramación. Una vez que tengo claro cómo funciona el cuerpo, aplicamos una metodología muy concreta para determinar las disfunciones o alteraciones: ese es el proceso de diagnóstico. Cuando lleguemos a un diagnostico claro, corregimos la alteración usando unas técnicas determinadas que, como ya hemos comprobado, pueden cubrir un espectro muy amplio. Es importante tener muy claro qué voy a corregir, ser certero y preciso es fundamental. El tercer paso es la reprogramación: cambiar patrones y las maneras de funcionar que el paciente tiene grabadas el cerebro. Más allá de reconducirlo hacia la modificación de la información alterada, vamos a realizar trabajos específicos permitan reprogramar el patrón, cosa que favorece que los resultados se prolonguen en el tiempo. Ese sería el enfoque correctivo.

Probablemente te estarás preguntando cuánto tiempo es necesario para instruirse en todos estos conocimientos, conceptos y recursos técnicos. Te preguntarás cómo asimilar conceptos y recursos provenientes de la osteopatía, distintos métodos de cadenas y reeducación global, abordajes fasciales y funcionales, etc. No te agobies. Yo te aseguro que no es tanto como imaginas.

La gran diferencia que existe entre tú y yo, querido lector, es que yo tuve que invertir muchos años formándome para llegar a una conclusión metodológica, extrayendo la esencia práctica y teórica de innumerables técnicas y conceptos para así conformar una enseñanza paso a paso que integra y sintetiza todos estos recursos.

Me llevó 20 años armar esta metodología completa que tú, con este libro, te llevas totalmente digerida y validada. Es una herramienta muy potente que te va a permitir aplicar el método desde el primer momento. Obviamente en todo aprendizaje hay un proceso de crecimiento evolutivo, pero si sigues los pasos a lo largo del libro, y los cuales desarrollamos en nuestros cursos online y presenciales, vas a obtener resultados rápidamente.

Nuestros alumnos online, después de dos meses experimentando nuestro programa de formación, ya son capaces de empezar a aplicar el método. Por supuesto no todos lo consiguen: tan solo lo harán aquellos que sigan nuestras indicaciones y que lleven a la práctica todo lo recomendado. La garantía está en que, si sigues nuestra metodología y la cumples a rajatabla, en un plazo de 2-3 meses estarás aplicando el método completo sin problemas.

Sin duda vas a seguir creciendo como profesional en la medida que sigas trabajando y profundizando en estas nuevas técnicas, pero el método en sí lo pondrás a la práctica durante la primera semana de curso, en la que ya deberías estar haciendo tu primer diagnóstico.

Todos los métodos y todas las técnicas necesitan un proceso de aprendizaje y de desarrollo. Una vez que las estés aplicando, puedes continuar desarrollando el método y expandiendo tus horizontes.

12.3. La sesión terapéutica

Para continuar, hablaremos de la sesión terapéutica. Al comenzarla, partimos siempre del interrogatorio o entrevista, que se basa en preguntar, observar y escuchar para descubrir qué se esconde detrás de cada palabra del paciente.

Consiste básicamente en hacer preguntas y desentrañar las respuestas del paciente, observando los gestos y reconduciéndolo hacia la causa de la dolencia o el motivo por el que nos está consultando. En este momento se pueden descubrir otras dolencias que pueden ser mucho más importantes de lo que nuestro paciente cree.

Siempre partimos del motivo de consulta que tenga. Vamos a preguntarle por todos los detalles del síntoma, buscando su relación con la causa. Es recomendable que preguntes teniendo en mente la biomecánica global del paciente. Puede que te ayude visualizar el mapa de cadenas miofasciales y su relación con los distintos órganos o estructuras que pueden generar el problema.

También visualizamos ese mapa mental de la estrella, en el que detectamos la relación entre la cadena causal y la cadena reactiva, para ir entendiendo cuál puede ser el origen de su sintomatología. El objetivo es determinar cuál es su esfera primaria, sus puntos de anclaje primarios o de disfunción y las cadenas que lo están generando. Estas tres piezas del puzle son determinantes desde el primer momento.

Con tal de que el interrogatorio sea ordenado es importante tener a mano la ficha del paciente. Partiendo de ella, le preguntamos el motivo de la consulta, si practica actividades físicas o deportivas, qué diagnostico le dio el médico y si está tomando medicación. Además, debemos averiguar los tratamientos actuales o anteriores y qué tipo de resultados ha obtenido de estos.

Vamos a preguntar por los distintos sistemas corporales, musculo-esquelético y musculo-articulares; así como por sintomatología general, fatiga, sueño, etc. Inmediatamente después, vamos a dar un paseo por los distintos sistemas corporales, por los dolores craneales, digestivos, problemas cardiopulmonares o por alguna sintomatología urológica, neurológica o endocrina. Es importante hacer una revisión de todos los sistemas, buscando una posible relación entre la causa y el síntoma que, como ya sabes, pueden estar muy alejados el uno del otro.

http://l.ead.me/bazCjB

Otro punto importante que consultar es el tema de las cirugías. Las operaciones pueden ser la causa de las dolencias de los pacientes, especialmente por la retracción que generan en el tejido. Del mismo modo, hay que tener en cuenta si tuvo partos, algún accidente o golpe importante. En última instancia preguntaremos por su alimentación, sobre todo si relacionamos su sintomatología con la parte nutricional.

Con el interrogatorio realizado, vamos a entrar en la evaluación del paciente. Para ello nos enfocaremos en una primera aproximación a la posible esfera primaria, la zona del cuerpo que puede estar bloqueada y que nos da una primera indicación de la relación establecida entre la cadena causal y la cadena reactiva.

Habremos conformado así una imagen más o menos fidedigna de la estrella del paciente. Con este esquema previo en mente, introducimos la metodología diagnostica, tal como hemos explicado previamente. Vamos a seguir el proceso de observación y palpación para llegar a la raíz del problema, que parte de identificar la cadena base que predomina en el cuerpo del paciente. Recordemos que no tiene por qué ser necesariamente solo una, pueden ser dos o tres. Después averiguaremos cuál es su esfera primaria, los puntos de anclaje primarios y las cadenas miofasciales.

A partir de esta exploración confeccionamos el mapa diagnóstico. Después de la exploración, podemos compaginar nuestro mapa diagnóstico marcando en él las zonas en disfunción y marcando la esfera primaria.

Una vez determinado este mapa, es importante explicarle al paciente lo que está sucediendo, darle el porqué e ilustrarle en cómo lo vamos a solucionar. Solo así entenderá que probablemente no tocaremos su zona sintomática, ya que optamos por un tratamiento diferente a los que ha experimentado hasta ese momento. De entrada, hay que mostrar seguridad con lo que vamos a hacer y determinar si el problema es solucionable o no, de forma que podamos comunicar claramente nuestra propuesta terapéutica o correctiva al paciente.

Con el paciente de nuestro lado, predispuesto, vamos a proceder con las técnicas correctivas que suponen un trabajo sobre el mapa diagnóstico. En otras palabras, procedemos a trabajar los puntos de anclaje y sobre las cadenas miofasciales correspondientes.

En la misma sesión vamos a proponer al paciente ciertas posturas correctivas, para prolongar el trabajo realizado durante la consulta. Para las siguientes sesiones, el paciente se debe llevar tres o como máximo cuatro ejercicios o posturas correctivas para reforzar el trabajo realizado hasta el momento.

La primera sesión consistirá en técnicas manuales y posturas de cadena que involucren los puntos de anclaje primarios. Podemos introducir posturas de puesta en tensión global o bien podemos realizar sesiones de reprogramación global independientes de la sesión de terapia manual. Una vez por semana, es recomendable que el paciente recurra a sesiones de trabajo de reprogramación global. Esto lo podemos hacer de manera individual o grupalmente, en clases colectivas.

Todo esto va a depender del estado del paciente en esa primera sesión. Debemos analizarlo en profundidad para aconsejarle con razón de causa y así lograr que su problema se solucione de la manera más rápida y efectiva posible. No debemos olvidar el concepto de tratamiento prolongado. Es muy importante que el paciente trabaje diariamente los ejercicios y posturas para cambiar sus patrones, cosa que favorece a alcanzar los resultados mucho antes.

Después de la sesión, se le deben dar las indicaciones correspondientes al paciente. Lo que debe saber principalmente es que las primeras 48-72 horas son vitales para su recuperación y que debe tratar de evitar esfuerzos, incluyendo el deporte. En general, es conveniente que todos los pacientes eviten esfuerzos durante las primeras horas posteriores al tratamiento, especialmente entre las 24 y las 48 horas siguientes.

Las indicaciones, por supuesto, se adaptarán a las posibilidades de cada paciente. En caso de que sea un deportista profesional, tendré que valorar muy seriamente si es indispensable que deje el deporte para su recuperación. Podemos recomendarle que continúe practicándolo, pero con algunas limitaciones.

De igual manera, cada paciente es diferente y no sabemos cómo va a reaccionar. Debemos tener en cuenta que, cuando trabajamos con un concepto causal, puede haber reacciones incomodas en el transcurso de esas primeras 48 horas. Es posible que después de la sesión el paciente sufra agujetas o molestias en distintas partes del cuerpo, debido a que estamos modificando cosas que estaban muy arraigadas en su estructura física. Si se producen estas reacciones molestas son totalmente normales y forman parte del proceso curativo.

Asimismo, recomendamos evitar comidas inflamatorias, ya sean azúcares, harinas, lácteos o carnes rojas. También hay que abstenerse de ingerir bebidas carbonatadas, como la Coca-Cola. Este es uno de los peores "venenos", tiene elementos cancerígenos y muchos aditivos. Cabe enfatizar que, cuando hablamos de azúcares, nos estamos refiriendo a cualquier alimento azucarado o compuesto por azúcares refinados, no solamente al azúcar como tal sino también los edulcorantes artificiales. Debemos ser muy conscientes de lo que estamos ingiriendo. Mens sana in corpore sano.

12.4. El trabajo preventivo

Siguiendo el concepto de salud en el que apoyamos nuestro método, recalcamos que estamos haciendo un trabajo preventivo en todo momento. Partimos de la premisa de que todos los pacientes son crónicos, es decir, que todos sufrimos alteraciones. No hay nadie que esté completamente equilibrado y, por lo tanto, no debemos ambicionar a estarlo.

Cuando tratamos a X paciente que vino por una ciática, no nos volcamos directamente a trabajar sobre esa ciática, sobre la zona de dolor, sino que corregimos a ese paciente en su totalidad corporal. Reprogramamos las alteraciones que tiene y, junto con la ciática, se va a equilibrar la totalidad de su estructura general.

De este modo, a la vez que solucionamos su dolencia, es muy probable que mejoren otras molestias consecuentes a esta, como el estreñimiento, los problemas circulatorios o algún que otro dolor de cuello que pudiese tener, el cual no era para nada su principal preocupación.

Si partimos de que estamos realizando una tarea integral y preventiva desde el primer momento, podremos proceder a integrar otras técnicas corporales, como el yoga o el pilates pero enfocadas desde nuestro concepto, pudiendo entender de esta manera como evitar compensaciones y partiendo de la base del patrón y las disfunciones de sus cadenas.

Para aplicar el método de cadenas de forma preventiva, lo más recomendable es realizarlo en clases colectivas. Los pasos que seguimos serán los mismos que los de un trabajo terapéutico. En primer lugar, tiene que haber una evaluación, en la que identificamos los problemas y disfunciones de cada integrante del grupo. Después realizaremos un trabajo correctivo.

Vamos a trabajar posturas de cadenas en los distintos puntos de anclaje y haremos un recorrido por las distintas cadenas. Si conocemos a nuestros alumnos, podremos darles indicaciones para que cada uno se concentre en aquello que más necesita y pueda evitar las posturas no recomendables para su caso.

En nuestro trabajo preventivo la reprogramación global resulta fundamental. Por eso, en las clases colectivas ponen el foco en las posturas globales. Por lo menos un 70 u 80% de la clase colectiva se basa reprogramación global y en trabajar con posturas abiertas o cerradas en todas sus variantes. El objetivo final es conseguir el equilibrio general de las cadenas, mejorar la salud del paciente y, lo más importante, mejorar sus patrones respiratorios. Esa va a ser la referencia fundamental que nos indicará que hemos equilibrado las alteraciones que tenía el paciente.

Dentro del trabajo preventivo, existe un área muy interesante en la que se puede aplicar este método: la deportiva. Si bien es cierto que el mundo del deporte está dominado mayoritariamente los médicos convencionales (que son muy sintomáticos), reafirmamos que la actividad deportiva se puede trabajar con nuestro método desde ya, con objetivos terapéuticos y preventivos. En muchos casos podemos tratar lesiones específicas liberando sus síntomas antes que con las técnicas clásicas. Además, si se están empleando técnicas sintomáticas simultáneamente, podemos trabajar con el Método Cadenas Miofasciales®mejorando los resultados.

Tenemos un campo inmenso en el área preventiva. Si a una plantilla de fútbol o de básquet le hiciéramos, al principio de la temporada, una evaluación de sus cadenas y a continuación le diéramos un trabajo específico de posturas de cadenas o globales con las que trabajar, aunque fuera por tan solo 15 minutos por día, comprobaríamos que sus lesiones disminuirían radicalmente y, en caso de que las hubiera, les sería más fácil recuperarse de estas.

Este es el trabajo que recomendamos para aquellos que se dedican profesionalmente al deporte. Sin ir más lejos, tenemos el caso de un alumno en particular llamado Pablo, quien realizó nuestro curso online primario y comenzó a aplicar nuestro primer curso online del método (que era mucho más básico que el actual) con las integrantes de un equipo femenino de baloncesto. Con este trabajo preventivo disminuyeron radicalmente las sesiones individuales de tratamiento. Según sus datos, los tratamientos bajaron de 10 a 2 por día.

http://l.ead.me/bazCjs

12.5. El tratamiento prolongado

La realidad es que, por lo general, la gente no va al fisio cuando no le duele nada. Sin embargo, aquellos que defendemos este modelo de salud, entendemos que el fisioterapeuta tiene que representar un papel mucho más importante que el de medio entre el dolor y el no dolor. Porque si no, nos convertiremos en "un terapeuta aspirina"y eso no es lo que pretendemos para nuestra profesión.

El concepto que nosotros desarrollamos es que, por encima de todo, el fisioterapeuta tiene que ser un docente que enseñe a la gente a cuidar de su salud, a recuperarse más rápidamente de los problemas físicos que acarrea y, al mismo tiempo, prevenir las dolencias futuras.

Creemos firmemente en que, en cada clínica de fisioterapia, además de esta actitud docente, deben existir espacios para los tratamientos preventivos. Debemos animar a que los pacientes asistan a la consulta para evaluar su estado actual, como método para prevenir antes de que la urgencia del dolor se haga latente en ellos.

En nuestro centro, impartimos clases grupales bajo este modelo de salud y ya son muchos los que acuden sin siquiera haber sido pacientes antes. Nuestro objetivo es que cada vez se apunte más gente, simplemente para cuidarse a sí mismos. Contamos con innumerables casos que han venido directamente a la clase, gente a la que nunca hemos tratado y que, simplemente con este trabajo preventivo, asegura que ha mejorado radicalmente su calidad de vida.

Capítulo 13

Los casos clínicos

Este capítulo está dedicado a las distintas experiencias de aquellos alumnos que se han estado formando con nosotros y que, hoy en día, continúan con su proceso de aprendizaje, con todos los beneficios y resultados positivos de aplicar nuestro método.

En este espacio exponemos las experiencias con distintas patologías y la particular forma en que cada alumno resolvió su caso: cómo llegaron al diagnóstico, la explicación de las causas y cómo aplicaron el tratamiento. Son casos 100% reales que hemos tratado y compartido en las reuniones online, en los equipos de práctica clínica y en los grupos de estudio. Siempre supervisamos y programamos tratamientos de diferentes casos clínicos de difícil solución. He aquí unos ejemplos de tal tarea.

13.1. Silvia

Empecemos con el caso de una fisioterapeuta mexicana, Silvia, que se forma con nosotros desde el año 2016. Nos presentó el caso de su paciente Francisco, quien padecía un severo dolor de rodilla. Se trataba de un hombre de 54 años que se dedicaba a tareas de mantenimiento en una empresa y su dolor en la rodilla persistía desde hacía dos años. Había pasado por las manos de diferentes profesionales, tratándose desde la perspectiva de la medicina convencional, con fisioterapeutas y recurriendo a terapias físicas de todo tipo.

El diagnóstico oficial dado por los médicos, tras haberle sometido a diferentes estudios como radiografías, resonancias y ecografías, fue el de una condromalacia rotuliana de grado 4. Francisco presentaba evidentes dolores en la rodilla, y durante la exploración se descubrió que provenían de la parte anterior de esta.

Había una tendinitis, una inflamación del tendón rotuliano, y cuando Silvia comenzó a explorar de acuerdo con nuestra metodología, dictaminó que en su paciente dominaba la cadena de extensión, marcada sobre todo al nivel del pie. El punto de anclaje era el calcáneo.

Gracias al interrogatorio, Silvia descubrió que el paciente había sufrido algunos esguinces importantes en el pie izquierdo. El dolor también correspondía a la rodilla izquierda. Asimismo, presentaba una disfunción en la pelvis. Si bien tenía una cadena de extensión dominante, en la pelvis se encontró una competencia con la cadena de flexión: había un sacro y un ilíaco derecho donde esta dominaba.

La rodilla es una articulación sumamente móvil del cuerpo. Se puede considerar una lordosis, entre comillas, y es una zona de compensación. Normalmente, si trabajamos desde la causa mecánica, la mayoría de los dolores de rodilla se encuentran en la zona de la pelvis o en el pie. En el caso que nos atañe, las principales disfunciones se presentaban en ambas zonas.

Silvia tuvo muy en cuenta la condromalacia rotuliana de Francisco, algo muy típico en casos como este. Sabemos que hay modas en cuanto a los diagnósticos médicos y cabe destacar que la condromalacia es una de las modas actuales.

De tal forma, tenemos un paciente con condromalacia grado 4, a quien después de dos años sin poder solucionar el problema, quieren derivar a quirófano. Él se niega en rotundo. Evidentemente hay un desgaste, nadie discute el diagnóstico que aportan los estudios médicos convencionales.

Una condromalacia implica siempre un desgaste en la zona de la rótula, pero no necesariamente explica el dolor del paciente. Hay un factor mecánico que llevó a ese desgaste, uno a tener muy en cuenta. El dolor que presenta Francisco se debe a la acción de determinadas cadenas que generan una inflamación del tendón rotuliano y este es el primer síntoma que debemos atender.

Realizado el diagnóstico, Silvia aplicó las técnicas correctivas correspondientes y descubrió que el bloqueo principal estaba en el pie. Inmediatamente comenzó a trabajar esa disfunción en el calcáneo aplicando la técnica manual basada en la lemnisca, que ya hemos explicado.

Cuando el pie se libere se liberará la pelvis también; otra zona donde se pueden encontrar disfunciones que originan el problema. En la pelvis se corrige el ilíaco derecho y el sacro, dominados por la cadena de flexión. Además, Silvia aplica la técnica de la lemnisca y procede a hacer una corrección en el hombro derecho del paciente. Si bien era un mal menor, suponía otra disfunción primaria y es importante corregir la globalidad para conseguir el equilibrio de todas las cadenas.

Para finalizar la sesión, Silvia le indica al paciente las posturas o ejercicios correspondientes para prolongar la corrección realizada en la consulta. Le recomienda una postura de puesta en tensión que trabaje sobre la cadena de extensión en el pie o calcáneo; otra para relajar la cadena de flexión a nivel de la pelvis y una postura en la que el paciente se sienta sobre una toalla enrollada, colocada entre los isquiones, e intentar respirar dirigiendo el aire a la zona del periné, mientras trata de separar los isquiones con sus propias manos.

Además de este ejercicio, que realiza sentada en una silla e inclinada hacia adelante para relajar la cadena de flexión, le indica otra postura de puesta en tensión para el ilíaco derecho. El paciente debe realizarla bocabajo, con el miembro inferior derecho en abducción, con la rodilla separada y en posición flexionada. Debe mantenerse en esta postura respirando durante dos minutos, tal como el resto de las posturas que nosotros recomendamos.

Podemos apreciar que el paciente presenta dolor en la rodilla izquierda y también tiene un bloqueo importante en el calcáneo izquierdo. Sin embargo, en cuanto a la pelvis, los bloqueos están del lado derecho, así que, aunque sienta dolor en la rodilla izquierda, hay que trabajar los ejercicios específicamente sobre el lado derecho de la pelvis, donde está la causa.

Después de indicar y trabajar con todo esto, el paciente se marcha a su casa con las directrices posturales en mente. Se le sugiere regresar a la consulta en 15 días. Tengamos en cuenta que el paciente tiene este problema desde hace dos años, es un asunto crónico que habían tratado infinidad de terapeutas sin llegar a ninguna solución. Dada a la cronicidad de este problema, no tendría sentido hacerlo volver antes, pero es sumamente importante que Francisco dedique 10 minutos a realizar los ejercicios todos los días.

Francisco regresó cumplida la quincena, muy contento porque el dolor de rodilla había disminuido considerablemente. Había realizado los ejercicios y estaba muy satisfecho porque, por fin, después de mucho tiempo, había encontrado alivio. Si bien el dolor no había desaparecido del todo, sí había disminuido considerablemente.

Silvia iba por el camino correcto al parecer. En síntesis, el dolor que presentaba Francisco se localiza en la zona del tendón rotuliano, el cual pertenece a las cadenas profundas, la causa principal. Todo radica en la cadena de extensión del pie, sostenida por un bloqueo a nivel de la pelvis relacionado con el esguince que tuvo hace varios años. Además, apareció un patrón de extensión que se instaló fuertemente en el calcáneo.

La cadena causal corresponde con la de extensión en el pie y con la cadena reactiva, que es la que generaba el dolor. Si recordamos el modelo de la estrella, una de las cadenas antagonistas en la extensión atañe a las cadenas profundas y la otra es la de flexión. En este caso, eran las cadenas profundas las que estaban revelando el síntoma a través del cuádriceps, pero la causa tenía que ver con la cadena de extensión en el pie.

Durante la segunda sesión, Silvia profundizó en el tratamiento. Pese a presentar una sintomatología que arrastraba desde hacía dos años, el bloqueo de su pie provenía todavía de más atrás, si tenemos en cuenta sus esguinces y su patrón postural. Por lo tanto, el tratamiento debe focalizarse en el pie, de modo que se lleguen a las capas más profundas y se pueda experimentar con posturas de puesta en tensión para reforzar la reprogramación.

También se refuerza el trabajo en la pelvis y en el hombro. Dentro de esta misma sesión, Silvia decide realizar un trabajo de reprogramación global, teniendo en cuenta que el paciente presenta dificultades principalmente para la flexión de la cadera y que hay un dominio de la cadena de extensión. Trabaja fundamentalmente en la postura cerrada, o sea, la postura global con cierre en el ángulo de cadera.

En este caso no se centra únicamente en el punto de anclaje del pie y de la pelvis, sino en todo el conjunto de sus cadenas, así que trabaja a los miembros superiores en abducción para corregir algunos bloqueos de la cintura escapular y el autocrecimiento fisiológico desde el cráneo, llevando la lengua al paladar para poner en tensión la cadena de extensión en todo el cuerpo.

Después de esta segunda sesión, Silvia indica la base práctica del ejercicio para que el paciente lo pueda repetir en su casa, utilizando la pared y el suelo. Además, recomienda a Francisco una postura de puesta en tensión para su cadena de extensión en todo el conjunto. Esta postura global de cadena de extensión (que es su cadena base) trabaja desde el pie hasta la nuca. Posteriormente, recomienda al paciente que regrese en tres semanas, porque la evolución está siendo favorable y se puede permitir ir ampliando la distancia entre sesión y sesión.

El paciente regresa tras haber practicado a diario estos ejercicios durante 15 minutos. Se le ve pletórico al cruzar las puertas de la consulta. El dolor prácticamente está bajo mínimos en comparación con la cronicidad que presentaba anteriormente. Radiante, le cuenta a Silvia que puede realizar su trabajo con más soltura y que está retomando las actividades que había suspendido por los dolores de la rodilla.

Después de la última sesión de supervisión del paciente, Silvia nos cuenta que Francisco continúo el tratamiento algunas sesiones más. Ella únicamente le indicó el trabajo de reprogramación correcto y el dolor de su rodilla desapareció. A pesar de que su diagnóstico de condromalacia persiste, el dolor de rodilla se desvaneció en un par de sesiones más.

13.2. Leandro

En una de las reuniones online de supervisión conocí a Leandro, un kinesiólogo argentino de 37 años que está entusiasmado con el método y lo aplica a las mil maravillas en sus pacientes. Actualmente es todo un experto, porque comenzó su formación en el 2015. Por aquel entonces conocía y aplicaba otros métodos de cadenas, pero cuando conoció el nuestro, quedó encantado y no tardó nada en incorporarlo a su trayectoria profesional.

Leandro presenta el caso de Jorge, un informático de 45 años de Buenos Aires que acude a su consulta con un diagnóstico de hernia discal, quejándose por una ciática en el lado izquierdo, la cual arrastra desde hace 3 meses y que acabo llevándolo a una baja laboral. No puede realizar su trabajo porque no ni tan siquiera es capaz de permanecer sentado mucho tiempo a causa del dolor.

Durante el interrogatorio, el paciente comenta que consigue aliviar su dolor estando tumbado o acostado en la cama, por ejemplo. Por lo demás, presenta molestias en posiciones estáticas, tanto sentado como de pie. Andando se alivia un poco, pero el dolor persiste también de forma continua.

Cuando llega a la consulta, Jorge está tremendamente preocupado porque su puesto de trabajo peligra y porque apareció una sintomatología de la nada, cuando él jamás había sufrido dolencias de ningún tipo.

De un día para otro, sintió una molestia al levantarse de la cama. El dolor se incrementó desde ese primer instante, hasta el punto intolerable en que se pasaría los 3 meses siguientes en consultas médicas. Realizó un tratamiento con un fisioterapeuta convencional tal y como había indicado su traumatólogo, se le aplicó electroterapia en general, unos masajes y le indicaron algunos estiramientos que no hicieron más que empeorar la sintomatología. Después recurrió a otro fisioterapeuta, que practicó unas manipulaciones que incrementaron las molestias también.

El paciente estaba bastante desesperado y Leandro desplegaba todos sus esfuerzos por calmarlo. Le explicó que su metodología es distinta a lo que ha probado hasta el momento y que, fundamentalmente, buscarán el origen mecánico de su problema. La hernia no es lo más importante, sino el desajuste de su cuerpo. Es ahí donde va a enfocar su evaluación.

Durante la exploración descubre que en Jorge domina una cadena de flexión. Es lógico, dado a que por su profesión está sentado durante varias horas y eso favorece la instalación de esta cadena. En los casos de ciática se le da gran importancia a la pelvis, aunque la causa puede provenir de otras partes del cuerpo. Destaca además una cadena de flexión que domina desde el tórax y la pelvis. En otras palabras, Jorge tiene un tórax con una tendencia cifótica, un bloqueo a nivel del esternón, un cráneo adelantado y una pelvis en posición de retroversión con un sacro horizontal.

Leandro pregunta por otras sintomatologías y se determina que no hay ninguna cirugía en el historial médico del paciente, pero sí malestares digestivos e intestinales, como una tendencia al estreñimiento que no tiene mayor importancia. Prosiguiendo con la evaluación, Leandro encuentra disfunciones menores en el sacro, bloqueado por la cadena de flexión, al igual que en el esternón. Esos fueron los principales puntos de anclaje que reveló su chequeo.

Comienza la sesión correctiva. Lo primero que hace Leandro, al ver las características de flexión, es colocar al paciente en una postura que facilite esa cadena. En principio es algo que favorece el tratamiento, ya que en la camilla va a estar más alineado y se siente mucho mejor tumbado.

A continuación, lo pone en postura fetal. Le pide que se posicione boca arriba en la camilla, colocando un cubo grande para que flexione las piernas y las suba sobre este. Además, eleva el cabezal de la camilla para que el paciente quede en una posición más flexionada. Empieza a trabajar el punto de anclaje esternal, evitando la zona más cercana al dolor (la pelvis) para que Jorge pueda relajarse bien.

Al proceso se le suman trabajos de respiración. Le solicita al paciente que haga inspiraciones profundas y relajadas, que suelte el aire con la boca abierta como si quisiera empañar un cristal. Prosigue así durante varios minutos, para producir una relajación de la cadena y liberar la la zona del esternón, trabajándolo con una mano en el occipital que cubra toda la parte cráneo-torácica.

Una vez se consigue que el paciente se relaje y que haya liberado parte de la cadena de flexión en la zona alta, Leandro pasa a ocuparse de la zona pélvica. En lugar de colocarlo directamente en prono, vuelve a trabajar en posición de flexión y le pide que se arrodille en la camilla en una posición fetal, es decir, bocabajo pero totalmente flexionado.

Hay que volver a trabajar la respiración, para que se sienta cómodo con la postura y siga relajando la cadena de flexión. Necesitamos que respire de modo que mande todo el aire hacia el periné. Una vez cómodo y relajado, Leandro coloca su mano sobre el sacro y empieza a trabajar con la técnica de lemnisca, en una posición donde el paciente se encuentra cómodo y donde la cadena de flexión, por lo tanto, está facilitada. Sigue trabajando hasta sentir la liberación del sacro. Lo que queda es liberar los ilíacos, muy cerrados por la cadena de flexión, y la tensión persistente en su periné.

Leandro concluye que el ilíaco derecho es el más importante. Lo pone de costado, apoyado sobre su lado izquierdo para que el derecho apunte hacia el techo. Coloca sus manos sobre el isquion, en la cresta ilíaca, y trabaja acompañando el ilíaco hacia la facilidad con la técnica de lemnisca hasta sentir la liberación de este punto de anclaje.

Finalizada la técnica, Leandro le pide al paciente que se tumbe bocabajo para poder valorar si realmente se generó la liberación que pretendía. Hace una valoración y comprueba los buenos resultados: se ha liberado favorablemente, de modo que aprovecha que el paciente está bocabajo para evaluar las cinturas. Después de esta primera sesión, lo único que falta por dictaminar son los ejercicios para que el paciente siga trabajando en casa.

Para este paciente en concreto es recomendable la postura fetal, apoyado sobre sus rodillas y respirando profundamente, como si a cada inspiración quisiera enviar el aire hacia la zona del sacro y el periné. Se le indica también un ejercicio en posición sentada con una toalla entre los isquiones. Va a respirar, intentando separarlos para relajar toda la zona del periné y seguir liberando la cadena en esa parte concreta.

Tras realizar los ejercicios, Leandro recomienda a su paciente que practique las posiciones todos los días durante algunos minutos. Así finaliza la primera sesión, de la que podemos sacar una primera conclusión de qué le está pasando al paciente. A nosotros no nos interesa escarbar sobre la hernia que tiene Jorge, sino ver lo que la produce. En este caso, la cadena causal es la cadena de flexión, que mantiene un sacro muy bloqueado en posición vertical.

Cuando hay una cadena de flexión las cadenas reactivas pueden corresponderse con la de extensión y apertura. De tal forma, la cadena de apertura está provocando la reactividad a través del lado izquierdo, mediante la pierna o miembro inferior izquierdo, activando el piramidal del lado que trabaja con la cadena de apertura y colabora en la ciática que se está irradiando por toda la pierna de ese mismo lado.

Por otra parte, más allá de lo ciático, se ha generado una tensión en la cadena de apertura, principalmente en el bíceps femoral del lado izquierdo. Parece provenir del bloqueo que tiene Jorge en el lado derecho. Existe un dolor de falsa ciática, entre comillas, a través de la irradiación por la cadena de apertura de la pierna izquierda.

Ese fue nuestro razonamiento clínico y la conclusión de por qué Jorge presenta esta ciática en su costado izquierdo cuando sus bloqueos se encuentran en el derecho. Se corrobora porque la cadena de flexión domina el lado derecho, aunque curiosamente la sintomatología se presente del otro lado.

Leandro le indica al paciente que regrese en una semana, debido a la agudeza de su sintomatología. Pese a todo, Jorge se marcha de la consulta lleno de dicha, porque se siente aliviado y porque se le ha tratado de una manera diferente a la que está acostumbrado. Él estaba totalmente centrado en su ciática y ahora, por fin, entiende que no es tan importante. Ha dejado de ver la operación como la única opción y entiende que trabajando el desajuste puede solucionar su problema. Está gratamente sorprendido, pues el fisioterapeuta no le ha hecho daño en ningún momento. Sus técnicas no le han generado ningún dolor, algo que sí había sucedido en otras consultas.

Por supuesto, Leandro le recuerda que necesita cierta evolución, ya que su problema es muy agudo y hay que darle al cuerpo 2 o 3 días para que se reacomode y se vaya desinflamando. Siempre se debe recomendar prudencia a los pacientes. No es un proceso mágico o milagroso. Si bien es cierto que en algunos el dolor mejora muchísimo, lo habitual es que en casos tan agudos es que se requiera de tiempo para desinflamarse.

Aclarada esta parte y explicados los ejercicios, Jorge vuelve a la semana muy satisfecho con el tratamiento que le aplicó Leandro. Afirma que su dolor se ha atenuado drásticamente, puede mantenerse sentado más tiempo, estar de pie y moverse con mucha más soltura.

Jorge incluso contempla la posibilidad de volver al trabajo, pero Leandro le dice que es preferible esperar un poco más. Recordemos que es un dolor que acarreaba desde hace tres meses y que prácticamente no le permitía hacer nada. Ahora que hemos logrado un importante alivio vamos a intentar que se desinflame definitivamente.

Hacemos una segunda sesión, en la que se refuerzan las correcciones y se agrega el trabajo de reprogramación global con una postura cerrada, insistiendo mucho en el autocrecimiento. El paciente deberá trabajar esta postura en su casa durante los próximos días. Leandro considera que ya no hace falta volver dentro de una semana y le da cita a los 15 días, habiendo hecho todos estos ejercicios. También es muy recomendable que se mantenga alerta en la evolución de su sintomatología.

Jorge se marchó satisfecho, dispuesto a volver a la quincena. Sin embargo, Leandro nos cuenta que el paciente lo llamó a los 3 o 4 días después la sesión, solo para hacerle saber que el dolor prácticamente había desaparecido. De repente podía realizar todas sus actividades de antaño y había ido al médico para que le quitaran la baja y reincorporarse en el trabajo.

Leandro conviene que, dada la ausencia de dolor, Jorge puede volver a sus actividades normales. En principio no habría problema en que volviera a su rutina con precaución, aumentando de forma progresiva horas sentado, para comprobar si se mantiene asintomático. De todos modos, señala que lo verá en la fecha pactada para comprobar si necesita algún refuerzo más.

Por supuesto, también le menciona que continúe con los ejercicios. En cierta medida, no es exagerado afirmar que todos somos crónicos y que todos tenemos un patrón predominante: Jorge tiene un patrón de flexión y es importante que trabaje sobre eso, porque hacerlo supone un refuerzo para que el problema no se repita.

Para finalizar, Leandro anima a Jorge a participar en las clases colectivas de reprogramación que ofrece su clínica, incluso si el dolor desaparece. Teniendo en cuenta su trabajo y que no hace mucha actividad física, al menos una vez por semana, le van a venir genial estas sesiones para complementar los ejercicios en casa y para que su problema no se repita.

13.3. Gorka

Las reuniones online son espacios reservados para el intercambio de opiniones profesionales y propuestas para valorar el trabajo hecho, sugerir mejoras en el diagnóstico o en el tratamiento, hacer correcciones y todo lo necesario para seguir avanzando. Es por eso resultan tan útiles.

Hace un par de meses, uno de nuestros alumnos, Gorka, nos presenta su caso con cierta preocupación. La paciente acudía a su consulta por un dolor cervical que le aquejaba desde hace varios meses, de manera cada vez más intensa. Ya no solamente sentía dolor a nivel cervical, sino que la molestia irradiaba hacia el miembro superior derecho, con síntomas claros de adormecimiento en sus manos y dedos. Esa era su gran preocupación, ya que trabaja sentada durante muchas horas con un ordenador delante y, si bien sigue su labor, nota como todo va a más.

Mamen, de 34 años, padece dolores cervicales desde hace mucho, pero hasta ahora los podía tolerar. Es algo a lo que está acostumbrada y que podía ir solventando con algún masaje esporádico de vez en cuando y ejercicios sencillos. Hace unos meses el dolor empezó a ir en aumento y se añade una irradiación hacia un brazo, cosa que le preocupa a sobremanera. Gorka la recibe y trata de tranquilizarla, explicándole en primera instancia el enfoque de nuestro tratamiento.

Mamen siente una gran angustia, porque se ha hecho una radiografía hace poco tiempo y el traumatólogo le ha indicado que padece hernias cervicales, no muy importantes por el momento, pero que a su edad podían llegar a serlo. Gorka procede a hacerle el interrogatorio y verifica toda esta sintomatología. Como dato extra, Mamen le cuenta que ha sido madre hace un año, que suele tener síntomas de estreñimiento y que, entre otros síntomas, presenta algo de dolor lumbar.

Después del interrogatorio se realiza una evaluación. Gorka nos presenta el caso y, evidentemente, todos estamos de acuerdo en que Mamen tiene una cadena de cierre dominante. Es la típica paciente con tipología de cierre, de características delgadas y tórax estrecho. También presenta un aumento general de sus curvaturas y, en la exploración, Gorka determina un importante bloqueo o disfunción en la clavícula derecha.

Igualmente, tiene un punto de anclaje temporal en el lado derecho y una esfera primaria en el tórax, que es la zona menos móvil de todas sus esferas. Mamen se caracteriza por una respiración muy corta: prácticamente solo utiliza la parte alta de su tórax para respirar. En la exploración, Gorka ve que hay una pelvis con características de cierre, basculada hacia adelante y un sacro que está en extensión.

Tras examinar el caso entre todos, con las imágenes y vídeos subidos a nuestro grupo privado de supervisión en Facebook, corroboramos y acentuamos nuestra conclusión. A partir de aquí, Gorka nos cuenta que se centró en liberar el tórax con posturas de facilidad y en ese punto de anclaje de la clavícula, conectado al punto de anclaje del temporal con una clara cadena de cierre.

Seguidamente, Gorka comenzó a manipular el miembro superior. Por la sintomatología de la paciente y teniendo en cuenta que hay una cadena de cierre en la cadena escapular, esta es la zona que más disfunciones genera en el miembro superior.

Se encuentra con que el carpo, la zona de la eminencia tenar presenta una disfunción de cierre que Gorka trabaja como corresponde. Esta fue la base del tratamiento durante la primera sesión, en la que trató también el sacro de la paciente, en posición de extensión. Todo esto se trabaja básicamente con técnicas manuales. Al ser una cadena de cierre, privilegia el trabajo en facilidad y se centra en técnicas fasciales, sobre todo la técnica de la lemnisca.

Le indica a la paciente que trabaje la posición fetal desde casa, tal y como han hecho en la primera sesión, para relajar las cadenas anteriores de cierre. Como complemento, le recomienda un ejercicio para la cadena de extensión de su sacro, básicamente la postura global. Además, deberá hacer un ejercicio progresivo para poner en tensión la cadena de cierre en su miembro superior derecho y en su cintura escapular. Incluye dos ejercicios de puesta en tensión para la cadena de cierre, que tratan el temporal, la clavícula y el carpo. Esos son los tres puntos de anclaje fundamentales y con relación directa a su sintomatología.

La primera conclusión que saca Gorka y que nosotros respaldamos es que, en este caso, estamos lidiando con una dolencia cervical bastante antigua, que ha ido empeorando porque la cadena de cierre de la paciente ha ido cerrándose más.

Mamen tiene una sintomatología que se refleja en la cadena profunda posterior, a través de los músculos profundos de su cuerpo, y que genera esta cervicalgia crónica. No le había dado importancia hasta que no empezó a aumentar, preocupada por la irradiación al miembro superior debido a la misma cadena, que comprime su cuello y favorece la instalación de hernias. Está generando una compresión al nivel del plexo y en consecuencia tenemos una irradiación hacia el brazo derecho.

Hay que liberar esta cadena de cierre para que la sintomatología desaparezca o disminuya en forma considerable. Cuando analizamos las imágenes mostradas en el grupo destacamos un detalle que tal vez Gorka había pasado por alto. Teniendo en cuenta que toda la sintomatología de la paciente está en el lado derecho, al igual que los puntos de anclaje, puede darse un bloqueo importante al nivel del ilíaco derecho, a la altura de la cadena de cierre. Si no lo liberamos, por la tensión que genera a través del dorsal ancho hacia el hombro, es posible que esa sintomatología no termine de resolverse jamás.

Para la próxima sesión, recomendamos a Gorka que no deje de valorar este ilíaco y, si es necesario, que también lo corrija y mande una postura global de la cadena de cierre, algo que no había indicado en la primera sesión. A las dos semanas, después de haber visto a su paciente por segunda vez y de volver a la reunión de supervisión, Gorka nos cuenta que efectivamente habían mejorado sus síntomas, pero era urgente corregir ese ilíaco derecho.

En el transcurso de las siguientes sesiones (hasta el momento habían sido cuatro), Mamen volvía a su dolor de base: un tipo de dolencia perfectamente tolerable y sin sintomatología de en el miembro superior.

Tal y como le recomendamos, Gorka sugirió que participase en sus clases colectivas para completar la reprogramación global que tanto necesita un perfil como el de Mamen, con un patrón tan arraigado de cierre y con actividad laboral que se lo está reforzando todo el tiempo.

Al principio hizo un viaje de vuelta al punto donde el dolor era tolerable, e incluso logramos mantenerlo a raya. Por eso le mandamos el trabajo de reprogramación. Se trata de un caso reciente, pero los dolores dependen de muchos factores. Nosotros abordamos el factor mecánico, pero hay algunos que no van a desaparecer de forma absoluta, que son crónicos y tienen que ver con actitudes de la persona y demás.

Si hacemos descender un dolor de nivel 9 a uno de nivel 2 y lo dejamos en ese nivel, en muchos casos, eso ya supone un éxito rotundo. Podría contarte que bajamos todos los casos a un nivel 0, pero sería mentira. Hay muchos terapeutas que te cuentan una historia completamente falsa. Esa no es la realidad del dolor.

El dolor, según los fanáticos de la evidencia y de la ciencia, es un fenómeno multifactorial. Es una definición con la que estamos de acuerdo, porque responde a infinidad de factores, sobre todo biopsicosociales, que se relacionan con las actitudes frente a la vida, con el trabajo y los hábitos diarios.

Desde nuestra perspectiva, agregamos que el dolor tiene un fondo emocional. Si la persona no modifica ese aspecto, difícilmente va a lograr modificar sus cadenas, porque son reactivas a todo lo que ocurre en nuestro cuerpo, incluidas las emociones.

Un cambio emocional puede suponer también una modificación en las cadenas, aunque todo tiene un límite, por supuesto. Debemos ser realistas. No vamos a contarle a la gente que llevamos todos los pacientes de un nivel 10 a 0 en dos o tres sesiones, porque es mentira. No obstante, si viene alguien con una ciática en una o dos sesiones podemos eliminarla, siempre que no sea un caso muy agudo. Tal sería el caso de un paciente como Jorge, que nunca había tenido ciática y de repente le brotó. Era una dolencia que nadie había podido resolver porque no la habían tratado como se requería. Con nuestro método lo solventamos rápidamente.

Los casos crónicos, que tienen que ver con una actitud de cada uno, no desaparecen por arte de magia tansolo con dejar de hacer lo que estaba haciendo antes. Hay muchos factores que dificultan la curación de los pacientes, como ciertos rasgos comportamentales, emocionales o incluso exigencias del trabajo que no se pueden modificar, entre otros.

La realidad de los casos crónicos es que, cuando los pacientes se someten a la terapia convencional, asisten a ese susodicho centro de manera mensual. Si los síntomas son muy agudos, tal vez asistan dos o tres veces por mes al fisioterapeuta, a que les apliquen técnicas sintomáticas. Es una forma para aliviarse un poco y seguir adelante, pero su problema no desaparece por estas vías. Con nuestro método estamos logrando mejores resultados, aunque por supuesto no contamos magia para todos los casos, porque no existe.

13.4. Nancy

Nancy, una osteópata de Medellín (Colombia), nos presentó un caso muy interesante en 2017. Se trata de María del Carmen, una paciente de 51 años que es ama de casa y asiste a su consulta por fibromialgia. Todos conocemos de alguna manera tal patología, que se ha puesto muy de moda en los últimos años y que se caracteriza por dolores generalizados y persistentes.

En el presente caso, la paciente padecía dolores en prácticamente todo el cuerpo; partiendo de la zona cervical: desde trapecios, hombros, codos, manos y miembros inferiores hasta los sacroilíacos. Tenía una irradiación muy generalizada.

Estos dolores se pueden considerar crónicos. Tenía días mejores y días peores, de vez en cuando pasaba etapas de crisis en las que estaba más dolorida. Nancy nos cuenta que durante el interrogatorio descubrió una historia emocional importante sobre su paciente, quien resultó estar separada de su marido a los 51 años y a cargo de dos hijos adolescentes.

En principio ejercía de ama de casa. No estaba trabajando y ella y sus hijos vivían dinero que les pasaba su marido. La paciente llevaba cuatro o cinco años con este cuadro vivencial, que iba progresivamente a más. Ya había pasado por terapeutas de todo tipo. Como primer recurso acudió a todos los médicos convencionales habidos y por haber, quienes rápidamente la etiquetaban con diagnósticos muy cogidos por pinzas. Sin que presentara ninguna patología concreta, por sus características, el médico definió su caso como fibromialgia.

Su cuadro sintomatológico se completa con el síndrome del colon irritable y periodos de estreñimiento que se alternaban con otros de diarrea. Era una situación que había intentado solucionar con medicación, pero de manera infructuosa. Su única alternativa había sido incrementar la cantidad de la dosis. Utilizaba varios medicamentos para calmar el dolor, desde el ibuprofeno hasta un tipo de medicación más fuerte en las etapas de crisis.

Por sus características emocionales y a causa del dolor mismo, tomaba también relajantes musculares, ansiolíticos y antidepresivos, muy recetados para este tipo de patologías. Nancy, que tenía en mente una forma alternativa de ayudarla, empieza la exploración desde el punto de vista mecánico, siguiendo los pasos de nuestro método.

Descubre que su paciente tiene una combinación de cadenas. Presenta una cadena de cierre en la parte superior del cuerpo, en la zona cráneo-torácica, y una cadena de flexión a nivel de la pelvis combinada con algunos signos de extensión a nivel de los calcáneos.

En otras palabras, las cadenas dominantes son las anteriores (de cierre y flexión) y tiene una combinación de extensión en los miembros inferiores. Precisando un poco más el diagnóstico, encuentra un punto de anclaje en la cintura escapular con cadena de cierre.

Al llegar a la pelvis, se encuentra con un punto de anclaje de flexión a nivel del sacro y, detecta la posición en retro-báscula y la presencia de unos isquiones muy separados, por lo que existe una competencia con una pelvis tipológicamente en apertura mayor.

El próximo punto de anclaje a trabajar es el calcáneo, donde domina una cadena de extensión. Una vez completada la evaluación, prosigue con las correcciones, trabajando los puntos de anclaje ya mencionados con posturas de facilidad. Nancy se centra en la respiración en posiciones de flexión y fetales, para que la paciente pueda relajar la tensión que ha encontrado la palpación de sus distintas cadenas.

Procede a tratar los distintos puntos de anclaje mediante técnicas de facilidad, evitando cualquier método agresivo. Nancy le recomienda a la paciente que realice una serie de ejercicios coherentes con su dolencia. Todos ellos están enfocados en las posiciones fetales, puesto que su respiración sigue muy bloqueada.

Le recomienda esos mismos ejercicios para que los practique en casa y presenta el caso en la sesión de supervisión, habiendo realizado tan solo la primera consulta. Compartimos el caso con los compañeros y diversos alumnos. Hay que tener en mente que, al trabajar desde la parte biomecánica, podemos ayudar a casi todo tipo de pacientes, pero no olvidemos que el dolor es multifactorial.

La mal llamada fibromialgia (que en realidad no es una patología completa), produce dolores generalizados en el paciente, lo cuales comparten elementos comunes a tener en cuenta: uno de ellos sería el factor emocional.

Por lo que Nancy ha deducido del interrogatorio, este es un ingrediente indiscutible en la dolencia. El otro elemento que es indispensable trabajar tiene que ver con la parte nutricional. Sabemos que las cadenas van a estar influidas por tres factores: el emocional, el nutricional y el puramente mecánico. En el caso de los pacientes con fibromialgia, el factor emocional y nutricional tienen una importancia vital.

Posiblemente, si trabajáramos solamente desde la parte mecánica podríamos ayudar a la paciente, pero no llegar al fondo del problema. Para optimizar los resultados debemos trabajar los otros dos aspectos, siendo el nutricional el de más fácil solución.

Puesto que Nancy no maneja el aspecto nutricional, lo lógico y recomendable sería derivar a la paciente a un profesional de nutrición global, como pueden ser los especialistas que se dedican a la psiconeuroinmunología o que trabajan dentro de la nutrición ortomolecular, quienes podrán dar una mayor orientación.

Hay ciertos aspectos que, sin embargo, Nancy sí es muy capaz de modificar. El primero es el exceso de medicación que toma María del Carmen, que sobrecarga el hígado y aumenta la toxicidad que su cuerpo ya tenía en exceso. Cualquier caso de dolor generalizado, incluso cuando no hay una toma excesiva de medicamentos, nos puede estar indicando niveles altos de toxinas.

La paciente tiene que modificar su alimentación de manera drástica. Si hay un exceso de medicamentos a partir de esa sintomatología, con mucha más razón tenemos que comenzar a disminuirlos en la medida de lo posible.

Hay ciertas normas que deberían implementarse como base a lo que recomiende el especialista. Por ejemplo, es indispensable que suprima de su dieta todo lo que sea dañino para el intestino, ya que presenta un intestino poroso o dañado y síntomas de colon irritable. Además, debe eliminar los lácteos, las harinas, los azúcares y las carnes rojas, que son inflamatorias. Esto es elemental y no tiene discusión.

Posteriormente, le indicamos a Nancy que siga tratando a su paciente desde el punto de vista mecánico y que nos cuente cómo va su evolución, porque estamos convencidos de que la vamos a mejorar en gran medida, sabiendo que hay un campo en el que no podemos incidir y que deberá ser tratado por la paciente para mejorar su problema.

13.5. Carlos

Carlos es un alumno de Valparaíso, Chile, especializado en trabajar con deportistas. Su paciente es un estudiante de medicina que juega al fútbol en un equipo de tercera división de su país. Con tan solo 26 años, visita a Carlos por una pubalgia que arrastra desde hace varios meses y que actualmente lo ha obligado a detener su actividad física.

Durante el interrogatorio se le pregunta por las características del dolor. Por supuesto, está localizado en la parte inferior del pubis, se resiente ante cualquier presión en esa zona e irradia hacia el aductor derecho. Asimismo, presenta cierta sintomatología al nivel de la rodilla derecha, lo cual complica todavía más el problema que tiene.

En la evaluación general, Carlos deduce que la cadena de extensión y la de apertura son las dominantes, pese a encontrar algunas huellas de flexión en la zona torácica. Es decir, que sufre una proyección general hacia delante con un recurvatumde rodillas y un sacro muy horizontalizado, con una tendencia al varo general de sus miembros inferiores.

En la exploración llevada a cabo sobre la camilla, Carlos comprueba que la pelvis tiene características de apertura, que los isquiones están muy separados y las espinas ilíacas demasiado juntas. Explorando la movilidad, identificará la pelvis como la zona más bloqueada por culpa de la cadena de extensión a nivel del sacro. Descubre otro bloqueo muy potente del ilíaco izquierdo, que está posteriorizado por una cadena de apertura.

Hasta ahora habían tratado la pubalgia mandándole a hacer abdominales y fortaleciendo los aductores. Sin embargo, de acuerdo con nuestro criterio, habría que hacer todo lo contrario, ya que así lo único que consiguen es fortalecer la musculatura, que es la reactiva. En este caso, la cadena reactiva es la cadena de flexión porque la cadena causal es en primer lugar la de apertura y en segundo lugar la de extensión.

Por lo tanto, hay una cadena de apertura que está condicionando esta pubalgia. Cuando hay un dominio claro de la cadena de apertura sobre la pelvis, los isquiones van a estar muy separados entre sí, cosa que genera un bostezo inferior del pubis. Dicho en otras palabras, una tendencia a que se abra la articulación púbica en la parte inferior.

Así es como se genera una tracción o un estiramiento sobre la musculatura correspondiente a la cadena de flexión. Parte de la musculatura del periné y de la musculatura abductora del miembro inferior van a ser las que expresen el síntoma y el dolor, como claro ejemplo que nos revela el paciente.

El tratamiento, es este caso, parece sencillo y lógico. Simplemente hemos de desbloquear el ilíaco con la cadena de apertura. Carlos realiza una técnica de puesta en tensión del ilíaco y lo complementa con energía muscular. Prosigue con la cadena de extensión, marcada en los calcáneos y en el sacro. Terminada la sesión, le indica al paciente que realice una postura de puesta en tensión de la cadena de apertura a nivel del ilíaco izquierdo y una postura de puesta en tensión global de la cadena de extensión.

Después del trabajo realizado en la primera sesión, el paciente se va a casa con varios ejercicios que realiza a diario. Tenía programada una cita a la semana siguiente por su premura por solventar el problema, y nada más llegar informa a Carlos de que sus síntomas prácticamente han desaparecido. No había vuelto a la actividad física todavía, tal y como se le recomendó, pero el dolor ya no está presente.

Tras esta buena noticia, se le permite regresar progresivamente a la actividad. Ya puede reintegrar el fútbol en su vida, volver a los entrenamientos y demás, pero siempre con prudencia y sin dejar de hacer los ejercicios recomendados.

Gracias a ello el paciente apenas tiene dolores: sufrió algunas molestias al principio, sí, pero siguiendo con los ejercicios su pubalgia estas desaparecieron.

En definitiva, el resultado marca la diferencia entre nuestro método y el resto de los sistemas convencionales, que se centran en el síntoma y en ejercicios para fortalecer el core, pero que en ningún momento hacen una evaluación de las cadenas miofasciales. Desconocen por completo el tema y no le dan importancia alguna.

Carlos, por otro lado, siguió nuestra metodología paso a paso y los síntomas de su paciente como por arte de magia. Al haber reaccionado tan rápida y eficazmente a la terapia, incluso le permitimos regresar a la actividad física, porque es lo que estaba demandando. Si tratamos de ser conservadores, el deportista no nos hará caso.

Siempre hay que intentar adaptarse a las necesidades y las urgencias que tiene cada paciente. Si bien indicamos que su regreso fuese progresivo y que poco a poco incorporara las carreras a su entrenamiento. De este modo, día a día va un paso más allá, evaluando la respuesta en cuanto al dolor y sobre todo sin abandonar los ejercicios.

Si hubiera tenido una evaluación de su cadena y se le hubieran indicado tales ejercicios antes de iniciar la temporada, nunca hubiera sufrido estos síntomas porque habría realizado los mismos ejercicios a modo de prevención, los que él necesita para equilibrarse.

Dentro del deporte de élite tendrían que haber profesionales como nosotros, es algo que no nos cansamos de mencionar. Sin embargo, nuestras discrepancias con la medicina convencional hacen que muchos se sientan incómodos ante la idea.

Los fisioterapeutas, kinesiólogos y osteópatas nos acostumbramos a que los médicos, en los años 90, preinscribieran la natación a sus pacientes como el gran recurso para rehabilitar prácticamente cualquier dolencia. Esta fama de la natación se fue perdiendo después del año 2000, por el crecimiento exponencial que ha tenido el pilates durante el siglo XXI. Los mismos médicos que antes recomendaban natación ahora suelen recomendar pilates para todo.

Nosotros creemos que ni la natación ni el pilates son, en sí mismas, actividades que consiguen rehabilitar a los pacientes. En algunos casos podríamos considerarlas como actividades complementarias de la rehabilitación, pero no puede existir una recuperación sin que haya un diagnóstico que determine las causas. Emprender la búsqueda de las causas mecánicas no es algo que realice un médico, ni siquiera la mayoría de los fisioterapeutas.

Entonces, volviendo a la natación y el pilates, podemos considerarlas como la única arma que los médicos tenían a mano para ayudar al paciente. Era eso o la poca efectividad de la traumatología y la aportación de la fisioterapia convencional, que se limitan a la aplicación de aparatos y a hacer algún masaje. Claro que el pilates y la natación parecen ser la panacea, ¡pero ninguna de las dos aporta algo concreto para la rehabilitación!

La natación es un deporte armónico, nada más. Te puede ayudar para dar movilidad después que hayas hecho una rehabilitación causal, pero como el famoso elemento rehabilitador es en totalmente inservible. En otras épocas los médicos sacaron excelentes nadadores cuando mandaron a los niños con escoliosis a hacer natación, pero en ningún caso solucionaron su problema.

En cuanto al pilates, tiene cientos de propiedades positivas, por supuesto. Pero si pretendemos utilizarlo bajo un criterio rehabilitador, tal como se hace, primero enseñemos dentro del pilates a hacer una evaluación de las cadenas, algo que se desconoce por completo en las formaciones de esta especialidad.

Podemos hacer una evaluación de las cadenas y luego aplicar un pilates en función de estas. Así podría llegar a tener sentido. Aquel pilates en el que se hacen tres ejercicios y después cada fisioterapeuta inventa los suyos no sigue ningún tipo de criterio y simplemente obvia la raíz del problema.

Les falta adoptar un criterio básico: el tratamiento efectivo no consiste en destruir, sino en construir. Mediante el uso de estas técnicas y con los conocimientos apropiados, el pilates que ya dominas te va a permitir ir en la dirección correcta. El Método Cadenas Miofasciales® te aportará muchísimo si ya dominas esta especialidad y, además, la complementará.

Por el momento, las reuniones se llevan a cabo cada quince días, pero estamos planeando hacerlas semanalmente. Los alumnos se sienten muy protegidos con esto y más cuando empiezas con un tema nuevo.

13.6. Verónica

Vayamos al caso de Verónica, una fisioterapeuta uruguaya especialista en pilates. En 2017 nos presentó imágenes y vídeos del paciente que estaba tratando: el caso de Luis, un pintor y albañil de 39 años que trabaja por su cuenta, con un diagnóstico de tendinitis del supraespinoso. Su dolor se presentaba básicamente en el hombro izquierdo. Con todo esto, acude a la consulta de Verónica.

Antes de que Verónica entrara a la formación del Método Cadenas Miofasciales®, hacía pasar a sus pacientes por ejercicios de pilates sin realizar una valoración de cadenas. En la actualidad, por suerte, cada vez hay más profesionales con formación en pilates que suman los conocimientos de las cadenas miofasciales a sus sesiones.

Luis tenía un dolor persistente en el hombro izquierdo, algo que estaba perjudicando seriamente su vida laboral. Su dolor apareció hace unos meses y fue cada vez a más. En ese momento se había convertido en un impedimento para trabajar.

Verónica explora en el dolor y en su sintomatología general, comprueba que este paciente, además de padecer dolores en el hombro, arrastra desde hace años dolores cervicales bastante frecuentes que achaca a su trabajo diario.

Ha tenido también episodios de lumbalgias, pero de una u otra forma los ha ido superando, recurriendo a algún fisioterapeuta o a medicamentos. Sin embargo, la molestia en el hombro se está haciendo cada vez más frecuente y casi crónica.

Verónica muestra ante el grupo una serie de imágenes, las cuales indican que las cadenas dominantes en este pintor son una combinación de flexión con extensión. Es algo que se ve frecuentemente, de competencia flexión-extensión en distintos niveles. La parte superior de su cuerpo, sobre todo en la esfera cráneo-torácica, está dominada por la cadena de flexión con un punto de anclaje en el esternón y además existe un punto de anclaje en el occipital, compensatorio de cadena de extensión.

En su pelvis encontramos una competencia flexión-extensión, o sea, que tiene un sacro anteriorizado. Los ilíacos están posteriorizados y muy cerrados, consecuencia indudable de estas dos cadenas. A nivel del pie, domina la cadena de extensión.

Después de esta exploración, Verónica nos cuenta que la sintomatología de su paciente se está expresando a través de la cadena de apertura. El dolor a nivel del supraespinoso corresponde a tal cadena que en este caso es la reactiva, ya que la causal es la de flexión, una de las cadenas antagonistas de la cadena de apertura.

La cadena de flexión, que tiene como punto fijo en el esternón, combinada con las tensiones que vienen del cráneo, es el punto de anclaje causal principal de la tendinitis del supraespinoso. También sería pertinente valorar las otras esferas, porque pueden estar repercutiendo a distancia.

El bloqueo que hay en su pelvis también es considerable, por la competencia entre estas dos cadenas de flexión-extensión. Se trata de una esfera que resulta primordial tratar. Al pie tampoco hay que dejarlo de lado, en el caso concreto de Luis la esfera torácica y la esfera pélvica son primarias y ambas merecen un papel protagonista.

Mediante la exploración de movilidad, Verónica entiende inmediatamente que la zona menos móvil es la pelvis. Así que, a pesar de que el dolor está en la cintura escapular, ella empieza trabajando la pelvis, corrige la cadena de flexión a nivel de los ilíacos y la cadena de extensión a nivel del sacro.

Una vez liberada la pelvis, se va a trabajar el tórax. En este caso, trabaja fundamentalmente la técnica occipitoexternal con la cual libera, en primer lugar, al esternón que domina la cadena de flexión y también la cadena de extensión que está compitiendo a nivel del occipital.

Con esta técnica, basada en la lemnisca, libera estos dos puntos de anclaje claves en el dolor de Luis. El hombro izquierdo, el de la sintomatología, no tiene ningún punto de anclaje primario, por lo que no se va a tratar en absoluto.

Verónica le indica ejercicios para estas cadenas, en especial aquellos que implican una posición fetal, tan común cuando hay una cadena de flexión. El resto de las posturas sirven para liberar su pelvis y su esternón.

Le va a pedir trabajo de autocrecimiento, tales como llevar la lengua al paladar o hacer caer los miembros superiores hacia atrás progresivamente, lo que incluye el trabajo de cadena de flexión hacia ambos hombros.

A los 15 días, cuando regresa Luis, los síntomas han disminuido considerablemente. Verónica le indicó a Luis que, en lo posible, se tomara una semana de descanso. Durante ese periodo de tiempo, el paciente relegó los trabajos más pesados a sus trabajadores y se dedicó a hacer las tareas más administrativas y de gestión comercial, evitando todos los esfuerzos que pudiesen afectar su mejoría. Cumplió con los ejercicios indicados y estuvo una semana sin trabajar. A la segunda semana volvió progresivamente a realizar algunas tareas y comprobó que sus dolores habían disminuido.

De igual modo, Verónica decidió ser prudente y recomendó que no volviera completamente a la actividad. Lo más sensato sería incorporar tareas progresivas y que continuara sus ejercicios. Durante esta segunda sesión, se dedicó a reforzar las correcciones que había hecho en la primera, incorporando la reprogramación global con la postura cerrada, que incluye los miembros superiores en abducción. Le indició repetir el ejercicio por su cuenta en casa y que se incorporase en las clases grupales para reforzar todavía más su recuperación.

Luis siguió las indicaciones al pie de la letra y, apenas un mes después del tratamiento, tras haber asistido a dos sesiones y al trabajo de reprogramación, ya estaba haciendo su actividad de forma prácticamente normal. Todavía quedan algunos dolores, pero estos se siguen trabajando en las sesiones de reprogramación.

Cuando corriges varias cadenas al mismo tiempo, se aplica simultáneamente la solución. Por lo menos, en algunos casos. Con la misma técnica me puedo centrar en dos cadenas y en dos puntos de anclaje diferentes, todo a la vez. ¡Esta es la maravilla de la globalidad corporal!

En nuestros cursos manejamos cientos de casos semanalmente. La obligación profesional y ética del equipo de kinésica es hacer que cada alumno de nuestro grupo consiga su objetivo, que en definitiva es poder solucionar las patologías y crecer como expertos de la salud y el movimiento.

Interesante, ¿verdad? En el siguiente capítulo vamos a profundizar un poquito más. Te explicaré cómo es la metodología dentro del curso y cómo funciona nuestra formación. Además, tengo preparada una gran sorpresa para ti, que será desvelada en apenas unas páginas más.

Capítulo 14

Nuestra formación

A lo largo de estas páginas, te hemos acompañado en un viaje que espero haya sido tan apasionante para ti como lo ha sido para mí. Desde un primer momento te hemos puesto a prueba, empujándote para que te atrevieras a salir de tu zona de confort. Somos conscientes de que uno de los principales problemas que tiene el fisioterapeuta, el kinesiólogo y los distintos profesionales del cuerpo, el movimiento y la salud, es que no se enfocan en buscar el origen del problema enfocándose en tratar los síntomas de su paciente. Tú, en cambio, has aceptado nuestro desafío y espero te hayas sumado a este paradigma.

Ahora puedes analizar el cuerpo de otra manera, comprender la biomecánica desde lo global y la importancia que tiene afrontar el desafío de mejorar la salud desde un prisma distinto. Es un método que funciona y con el que se obtienen grandes resultados, pese a la complejidad de los temas que hemos tratado porque cuando aprendas nuestra metodología verás que te lo ponemos fácil.

En definitiva, todo lo que te hemos ido contando apunta a entender el cuerpo de una manera diferente a la que nos han enseñado y acostumbrado. Este libro te lleva de la mano a través de una metodología práctica, paso a paso, para que puedas extrapolar los conceptos más allá de las simples nociones teóricas.

Si has prestado atención, al terminar habrás descubierto una manera fácil y sencilla de llegar hasta el origen mecánico del dolor de tu paciente. Es una forma de solucionar, de manera eficaz y a largo plazo, el origen de diversas patologías que hemos visto: te hemos enseñado a corregir una ciática, una cervicalgia, diferentes dolores de rodilla e incluso problemas circulatorios y viscerales.

Este es un libro que va más allá de contarte "recetas" sin relación con el origen. Pero tampoco es un libro de teoría sacada de contexto y sin relación con la aplicación clínica. Como recordarás, te hemos sugerido diferentes recursos, herramientas y técnicas de sencilla aplicación, muy efectivas siempre y cuando comprendamos dónde y cómo tenemos que aplicarlas. Del mismo modo, te sugerimos y enseñamos diversos ejercicios y posturas para que puedas aplicarlas en las diversas situaciones a las que te enfrentas en tu ámbito profesional.

Todos los recursos y técnicas que aplicamos sobre el paciente apuntan a modificar los patrones grabados en su cerebro y que resultan clave para llegar al fondo del problema. Estoy 100% convencido de que estás encantado con nuestro tratamiento, como también estoy seguro de que quieres seguir aprendiendo. Por eso quiero darte la oportunidad de que integres este método paso a paso. Si bien la información que te damos en este libro intenta ser lo más completa posible, no deja de estar limitada: nuestro método hay que vivirlo.

Para que puedas aplicarlo e integrarlo en tu consulta, te brindamos la posibilidad de que accedas a nuestros cursos. Solemos realizar cursos presenciales, sobre todo en España y países de Sudamérica, pero queremos darte la posibilidad de que accedas desde este momento a nuestra formación, a través de nuestros cursos online.

Por eso vamos a presentarte nuestros dos cursos estrella: si eres terapeuta y quieres aprender a aplicar un enfoque global de diagnóstico y tratamiento que trata el origen mecánico del dolor y la patología: "Cadenas Miofasciales: Terapia Manual"enfocado especialmente a fisioterapeutas, kinesiólogos, osteópatas. Simultáneamente, si trabajas desde el movimiento, el trabajo corporal y la postura, tanto a nivel preventivo como correctivo, y quieres aprender a analizar los desajustes globales de las cadenas y aplicar las correcciones enfocadas al origen biomecánico: "Cadenas Miofasciales: Postura y Movimiento", dirigido a todos los profesionales del movimiento en general (fisioterapeutas y kinesiólogos que trabajan a través del movimiento y profesionales de la actividad física y deporte, profesores de educación física, especialistas en pilates, etc.). Es probable que seas un profesional que trabaja en ambas áreas, en ese caso, los dos cursos te permitirán aplicar el método en todas las áreas de trabajo.

Como lector que eres, vamos a beneficiarte con una oportunidad única y exclusiva tan solo para aquellos que hayáis adquirido este libro: se trata de un enlace con un código que te dará un importantísimo descuento en cualquiera de las dos certificaciones que te estoy proponiendo.

Aprender y seguir avanzando es primordial para los profesionales de la salud. Ahora, dispones de una oportunidad irrepetible: cada curso tiene un valor de 600€, pero con este código te vas a ahorrar más del 70%.

http://l.ead.me/bazCkC

Aprender y seguir avanzando es primordial para los profesionales de la salud. Ahora, dispones de una oportunidad irrepetible: cada curso tiene un valor de 600€, pero con este código te vas a ahorrar más del 70%.

Es probable que nunca hayas hecho un curso online antes. O que, por lo menos, no hayas hecho un curso online en el área de fisioterapia y movimiento. Si eres de los que todavía desconfían de las grandes posibilidades de este modo de aprendizaje, te daré acceso, como ya hice en secciones anteriores, a los testimonios y opiniones de los miles de alumnos que han pasado por nuestra formación.

http://l.ead.me/bazClm

Este link te lleva a los comentarios y opiniones de personas como tú y como yo, que somos profesionales de la salud que trabajamos para ayudar a nuestros pacientes día a día, estudiando la corporalidad y el movimiento. Ellos son los testimonios directos de todo lo que aporta la formación online.

Te puedo asegurar que te vas a sorprender gratamente con la metodología que utilizamos en este curso. Tenemos más de 1.200 alumnos que están aplicando este método, beneficiándose de una formación en la cual tenemos un contacto cara cara y mano a mano con cada uno de nuestros alumnos.

En cuanto formes parte de este curso, tendrás la posibilidad de trabajar con todo un equipo de profesionales de distintos países. Asimismo, podrás intercambiar casos clínicos a través de grupos exclusivos de Facebook, hacer comentarios y recibir aportes de profesionales de diversas áreas y de todas las partes del mundo. Además, cada semana hacemos una reunión online para analizar casos clínicos de los alumnos, determinar evaluaciones y diagnósticos, proponer tratamientos e intercambiar conocimientos que te harán crecer, día a día, en tu vida profesional y en la aplicación del método.

Una vez hayas adquirido todos estos conocimientos y hayas completado la formación a los niveles propuestos, obtendrás el certificado de Experto en Cadenas Miofasciales®, podrás utilizar nuestra marca, que está registrada a nivel internacional y que te dará gran prestigio. posicionándote en tu sector y en tu país.

Sin más, me despido y, de corazón, espero haberte ayudado a abrir tus horizontes profesionales. Estoy seguro de que has aprendido mucho con este libro. Ahora es tu turno para tomar acción.

Posdata: este descuento es único, y estará disponible desde el momento que compraste el libro hasta los próximos 3 meses. Entra ya, para comprobar que todavía es válido el cupón de descuento y, si tienes la oportunidad, ¡no la desaproveches! Después de todo, nunca dejamos de aprender…

Testimonios

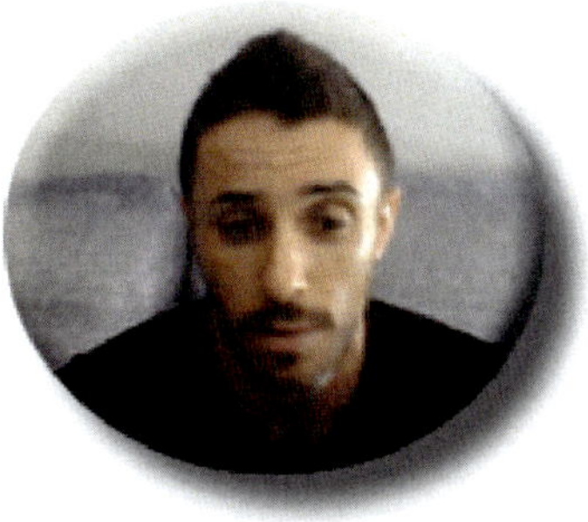

Andrés Pozuelo Arquimbau
Fisioterapeuta

Soy Andrés Pozuelo Arquimbau, tengo 33 años y llevo practicando la fisioterapia desde el 2005, tras graduarme en mi carrera. Desde entonces he intentado aprender cada día más.

Esta formación me interesó justamente por todo lo que me ofrecía crecer como profesional. Contacté con Fernando Queipo a través de una videoconferencia online, en la que me fascinó con la idea y el concepto del método que proponía impartir.

La explicación y los fundamentos de su técnica me parecieron totalmente convincentes y lógicas. De algún modo me engancho y me lancé a probar una vía distinta de las que aplican la mayoría de los fisioterapeutas dentro del área de osteopatía. Me decidí a hacer la formación y, hoy en día. no me he arrepentido ni un solo instante.

Le saqué mucho partido a la formación. Empecé a aplicar los conocimientos aprendidos desde el minuto uno y, de manera inmediata, se convirtió en una herramienta muy poderosa dentro del amplio abanico de tratamientos que puede aplicar un terapeuta que está formado o que continúa formándose.

Después de haber hecho muchas formaciones en diferentes especialidades, como la osteopatía o la neurodinámica deportiva, el Método Cadenas Miofasciales® destaca por ser una de las herramientas más válidas para poder trabajar en el día a día clínico. Desde que lo estoy poniendo en práctica, he podido comprobar su efectividad. Sigue unos principios totalmente lógicos que aportan una herramienta de trabajo que casi ningún fisioterapeuta está en disposición de aplicar, por lo tanto, es algo que te distingue de cualquier otro profesional del área.

Por supuesto, recomiendo al 100% esta formación para cualquiera que esté terminando sus estudios de fisioterapia o kinesiología. Desde el momento en que puedas ejercerlo legalmente, comprobarás que este método es de los más efectivos, además de ser un gran recurso para cualquier profesional del movimiento.

Es un método sumamente válido, y especialmente lo recomiendo para el fisioterapeuta que esté anclado en los métodos básicos de osteopatía. Te impulsa a dar un salto de calidad, harás algo novedoso y tratarás a los pacientes con técnicas más sutiles en comparación con las que se utilizan normalmente. El resultado hablará por sí solo.

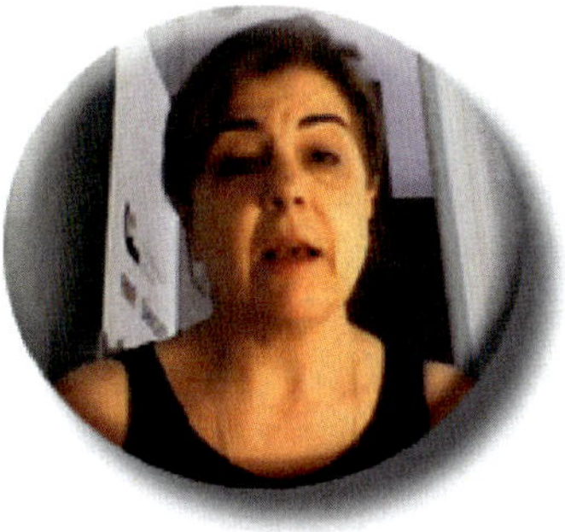

Ana Sánchez Sánchez
Fisioterapeuta

Mi nombre es Ana Sánchez Sánchez, soy fisioterapeuta e imparto clases de pilates en mi consulta.

Lo que me llevó a hacer este curso fue mi interés por tratar al paciente desde la globalidad. Las lecciones de Fernando y su equipo me han aportado mucho, tanto en fisioterapia como en mis clases.

En el ámbito de la fisioterapia, adquirí conocimientos muy valiosos que se han convertido en un arma nueva para llegar al diagnóstico, mediante el descubrimiento de los bloqueos del paciente y estableciendo un tratamiento más certero a través de las fascias. Dentro de las clases de pilates, este método me ayudó a comprender el porqué de las compensaciones que veo en los pacientes durante sus ejercicios, de modo que puedo identificarlas y encontrar una solución.

Cuando realizas este curso te enseñan una serie de técnicas manuales de gran utilidad, pero el método va mucho más allá. Aparte de establecer estas nociones prácticas, te introducen a una nueva forma de ver el cuerpo y, desde este nuevo enfoque, puedes localizar dónde está el problema real del paciente. Es decir, te enseñan a diagnosticar.

He entendido y asumido que no sirve de nada ceñirme al tratamiento del síntoma, sino que para dar con la solución debo ver la globalidad en el cuerpo y rastrear los bloqueos de este.

Recomendaría este curso a mis compañeros sin dudarlo, porque yo misma he comprobado que es un arma multifunciones para el diagnóstico fisioterapéutico y para lograr un tratamiento propicio de los pacientes.

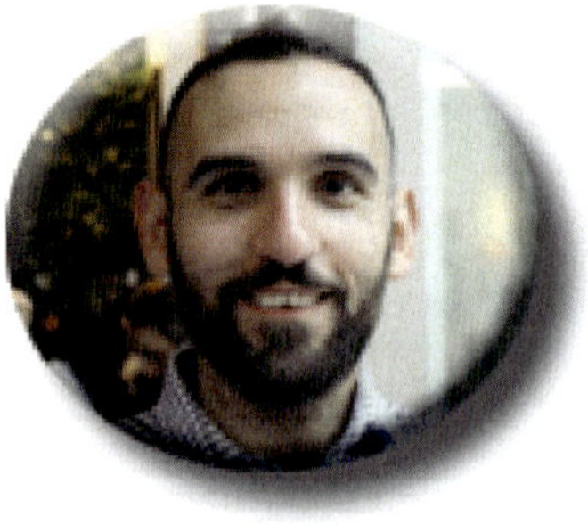

Antonio Valenzuela Canovaca
Fisioterapeuta

Me llamo Antonio Valenzuela, soy fisioterapeuta de Granada y trabajo con fisioterapia, terapia manual y nutrición ortomolecular. Conocía a Fernando Queipo desde hace bastante tiempo, por el renombre de su trayectoria profesional. Dado a que soy un apasionado de la fisioterapia y de la terapia manual, había escuchado y leído mucho acerca de él.

Verdaderamente, yo no llegaba en blanco a este curso. Había estudiado otros conceptos y disciplinas de terapia manual: realicé un máster en fisioterapia manual osteopática, uno de terapias miofasciales y otro de terapias craneosacrales. Después de todo eso, en mi cabeza había un jaleo colosal de conceptos. Sabía muchas cosas pero tenía todo muy mezclado en mi cabeza. Me informé sobre este curso y, cuando vi el profesor que lo impartía, no dudé en apuntarme ni un segundo.

Lo que más me interesaba del curso era centrar los conocimientos que ya tenía, para poder trabajar enfocándome sobre ellos. Y, sinceramente, fue una gran experiencia. Agradezco especialmente haber aprendido a tratar al paciente de una forma mucho más productiva. Antes llegaba un paciente a la clínica y la verdad es que no sabía muy bien por dónde empezar, si trabajar primero por un lado o por el otro, con esta técnica o aquella... pero este enfoque global, que apunta primordialmente a la causa, me sirvió como guía. El origen causal del problema se convirtió en una brújula a la hora de trabajar, y ese es uno de los mayores beneficios que me ha aportado esta formación.

Además, el curso no solo me ha enseñado técnicas manuales, sino que ha añadido unos matices o variaciones que enriquecen las técnicas que creía conocer de antemano, algo que aumenta ampliamente mi capacidad de trabajo y mi manera de diagnosticar.

En el pasado aplicaba múltiples técnicas en los pacientes, sin criterio, tan solo por hacerlas. Con el curso me estructuré mentalmente en todo lo que sabía y pude enfocarme en mi paciente, deduciendo qué técnicas hacer y qué tipo de tratamiento le iba a favorecer en cada momento.

Asimismo, el curso ofrecía algo que me gustó mucho, algo de lo que pecamos muchos fisioterapeutas: la falta de un plan B. Nosotros tratamos al paciente en la consulta, pero después, en casa, no tenemos idea de qué enseñarle o qué ejercicios recomendarle. Con Fernando pude aprender ejercicios de cadenas posturales que trataban distintas cadenas y que, sinceramente, me fueron muy útiles.

Muchas veces, los fisioterapeutas tendemos a acumular formación, a hacer cursos y más cursos. Pero te puedo decir que este es un curso definitivo que cambiará tu visión para siempre: tú entras con una idea preconcebida, pero sales con un método global y diversas técnicas para aplicar en el día a día.

Por supuesto, recomiendo este curso porque ofrece un tratamiento claro y unas técnicas precisas que puedes aplicar a partir del día siguiente. No se trata de una técnica abstracta, sino de conocimiento puro y duro para aplicar a tus pacientes en tu práctica clínica diaria. Te va a enseñar a cómo llevar a ese paciente, enfocar su dolencia y a proceder con un tratamiento efectivo. Es, sin duda alguna, un curso recomendable al 100 %.

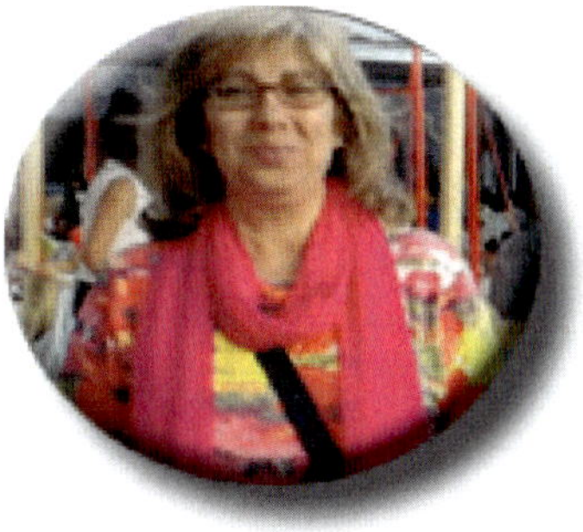

María Antonia Zamora
Paciente

Llegué a Osteofisoderivada por un conocido, después de un año sufriendo una tendinitis en el dedo pulgar de la mano derecha. Había acudido numerosas veces al hospital, donde me hacíanradiografías y me pusieron un tratamiento con antiinflamatorios y férula.Incluso me practicaron alguna infiltración que no se me solucionaba.

Cuando empecé enOsteofisio, en cambio, noté mejoría desde el primer momento. Después de varias sesiones el problema se había solucionado. Resulta que el origen de mi mal estaba en el cuello, debido a un pinzamiento del nervio radial y a la impactación de un hueso de la muñeca tras una fractura que tuve hace varios años.

También me dieron consejos de alimentación que me vinieron muy bien para la inflamación.Hoy en día voy a mantenimiento cada dos meses, gracias a lo cual me han solucionado un problema de fascitis plantar.Estoy contenta y les recomiendo a todos los que me preguntan sin dudar.

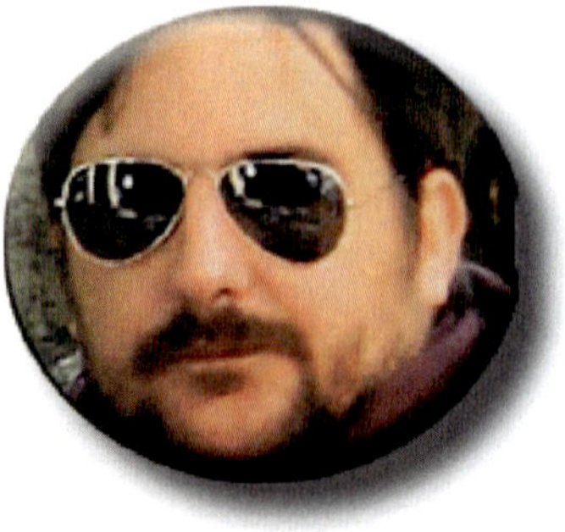

Daniel Játiva
Paciente

La experiencia de acudir a Fernando me fascina. Ver como maneja tu cuerpo y comprobar en tu propia piel los resultados que consigue resulta gratificante. Solo tendrás que esperar unos pocos días para notar como tu cuerpo lo agradece y, lo que es más importante para mí, la mente. Siempre acabo con ganas de volver, aunque haya que espaciar las visitas. Lo recomiendo encarecidamente.

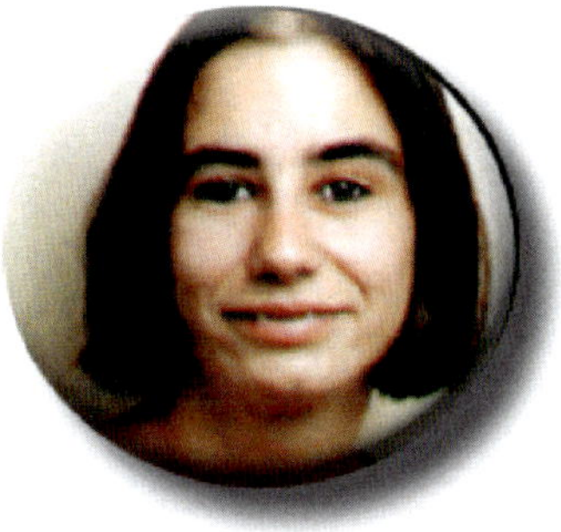

Verónica P. Granado
Paciente

Mi experiencia con Fernando Queipo no podría haber sido mejor. Gracias a él mis molestias lumbares se han reducido hasta casi desaparecer por completo. Desde que acudo a su consulta no he vuelto a tener ningún episodio de crisis que me haya impedido hacer mi vida normal, lo que me deja disfrutar de mi trabajo como periodista y fotógrafa con plena tranquilidad. Mi calidad de vida ha mejorado en todos los sentidos gracias a la osteopatía de Fernando y, probablemente, me ha evitado problemas de espalda más graves. He recomendado muchas veces a Fernando. Todos los amigos y familiares que han acudido a verle han salido hablando maravillas de él, cómo no. Solo puedo añadir que a su eficacia profesional se suma un trato personal inmejorable.

Bibliografía

Filosofía de la Osteopatía. Still, A.T

Ostéopathie: recherche et pratique. Still, A.T

Autobiografía de A.T. Still. Still, A.T

Osteopatía: una terapia por descubrir. P. Tricot

Abordaje Tisular de la Osteopatía (tomos I y II). P. Tricot

Osteopatía: Modelos de diagnóstico, tratamiento y práctica. Parsons, J.

Las fascias. Rol de los tejidos en la mecánica humana. S. Paoletti

Fascias. Principios de anátomo-fisiopatología. Smith-Agreda

Architecture cranio-sacree. S. Zilbermann - Bases fisiológicas de la osteopatía.

Korr, I. - Concept osteopathique de l´occlusion. Clauzade-Darraillans.

Introducción a la posturologieclinique. Gagey, P.

Cadenas musculares y articulares. Nociones de base.Ph. Campignion

Cadenas musculares y articulares. Cadena AL. Ph. Campignion

Cadenas musculares y articulares. Cadena PL. Ph. Campignion

Cadenas musculares y articulares. Cadena PM. Ph. Campignion

Cadenas musculares y articulares. Cadena AM. Ph. Campignion

Cadenas musculares y articulares. Cadena PA-AP. Ph. Campignion

Las cadenas musculares (tomos I a VI). L. Busquet

Las cadenas fisiológicas (tomos I a VII). L. Busquet

El campo cerrado.Ph. Suchard

Los Principios de la Reeducación Postural Global.Ph. Suchard

Streching global activo I y II. Ph. Suchard

AutoposturasRespiratorias. Ph. Suchard

Auto Gym. Ph. Suchard

Anatomy Trains. Myers, T. Anatomíaemocional. S. Keleman

Harmonisationstatiqueglobale. Verkimpe-Morelli

Le lienmécaniqueOstéopathique. P. Chauffour-E. Prat

Life in motion.L. Becker

Introducción a las técnicas osteopáticas de equilibrio y de intercambios recíprocos. A. Duval

Inducción miofascial. A. Pilat
Rolfing.Rolf, I.
Técnicas de equilibración artículo-ligamentario. Simons
Osteopatía cráneo-sacra. T. Liem
La quietud de la vida.Becker, R.
Life in motion. The osteophatic vision of R. Becker. Brooks, R.
La reprogrammationposturaleglobale. Bricot, L.
Le système neuro-végétatif et ses troubles fonctionnels. Caporosi, R.
Manipulación Visceral. J.P. Barral
Manipulación Urogenital. J.P. Barral
LehrbuchderviszeralenOsteopathie.Helsmoortel, J.
Tratado del dolor. Wall, P y Melzack, 2007.
Explicando el dolor. Butler, David y Moseley, Lorimer. 2010.
The Explain Pain Handbook Protectometer . Moseley, Lorimer y Butler, David, 2015.
Neuromuscular deficits after peripheral joint injury: A neurophysiological hypothesis. Ward, Sarah, y otros: Muscle & nerve, 2015.
What do physiotherapists consider to be the best sitting spinal posture? O'Sullivan K, O'Sullivan P, O'Sullivan L, Dankaerts W.

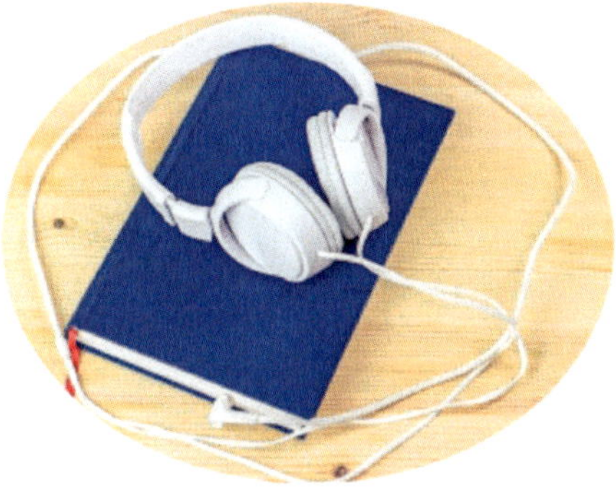

Ponemos a tu disposición el audio Libro con el contenido completo leído por el propio autor Fernando Queipo. Para esos momentos en los que dispongas de tiempo, pero las condiciones no te permitan leer. Puedes descargarla de manera gratuita a través del siguiente QR o enlace

http://l.ead.me/bazCkY

Made in United States
Orlando, FL
04 November 2026

90211664R00195